Dear Toby,

thank you and the whole OBL-team for the instructive and fun time in the lab in Boston.

I hope you enjoy this greetings from Munich

Eli

Aus der Orthopädischen Universitätsklinik Friedrichsheim
der Johann Wolfgang Goethe-Universität Frankfurt am Main
Ärztlicher Direktor: Professor Dr. med. L. Zichner

Untersuchung des Einflusses der c-kit Rezeptorinsuffizienz und der daraus resultierenden Mastzelldefizienz auf den Knochenaufbau unter Verwendung des W/W^{v}-Mausmodells, hochauflösender bildgebender Verfahren und biomechanischer Tests

Inaugural-Dissertation
zur Erlangung des Doktorgrades der Medizin
des Fachbereichs Humanmedizin
der Johann Wolfgang Goethe-Universität
Frankfurt am Main

vorgelegt von
Elif Duygu Cindik
aus Bakirköy in Istanbul

Frankfurt am Main, 1999

Dekan: Prof. Dr. G. von Jagow
Referent: Priv.-Doz. Dr. L. Hovy
Korreferent: Prof. Dr. R. Kaufmann
Tag der mündlichen Prüfung: 17.06.99

Elif Duygu Cindik

Untersuchung des Einflusses der c-kit Rezeptorinsuffizienz und der daraus resultierenden Mastzelldefizienz auf den Knochenaufbau unter Verwendung des W/W^v-Mausmodells, hochauflösender bildgebender Verfahren und biomechanischer Tests

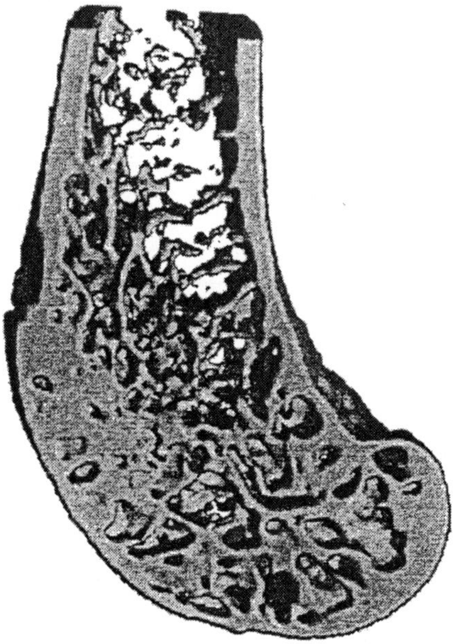

Herbert Utz Verlag · Wissenschaft
München

Die Deutsche Bibliothek - CIP-Einheitsaufnahme

Cindik, Elif Duygu:
Untersuchung des Einflusses der c-kit-Rezeptorinsuffizienz und der daraus resultierenden Mastzelldefizienz auf den Knochenaufbau unter Verwendung des W/W^{v}-Mausmodells, hochauflösender bildgebender Verfahren und biomechanischer Tests / Elif Duygu Cindik. - München : Utz, Wiss., 1999
(Medizin)
Zugl.: Frankfurt, Univ., Diss., 1999
ISBN 3-89675-619-2

ISBN 3-89675-619-2

Printed in Germany

Herbert Utz Verlag GmbH, München
Tel.: 089/277791-00 - Fax: 089/277791-01

MEINER FAMILIE GEWIDMET

1 Einführung

1.1 Knochenaufbau und -funktion

1.1.1 Knochenanatomie und –physiologie

Der menschliche Knochen besteht aus Knochenzellen (Osteoblasten, Osteoklasten und Osteozyten) und der Interzellularsubstanz. Diese setzt sich zusammen aus einem organischen Teil, der zu 95% aus Kollagenfasern besteht (Rest: amorphe Grundsubstanz, vor allem neutrale und saure Proteoglykane) und einem anorganischen Teil (Hydroxylapatit), welcher 50% des Trockengewichts ausmacht. Knochen entsteht entweder direkt aus Bindegewebe bzw. Mesenchym (desmale Ossifikation), oder er entsteht indirekt durch den Ersatz einer knorpeligen Vorstufe (chondrale Ossifikation). Knochen kann nach seiner makroskopischen Erscheinungsform (Kompakta und Spongiosa) oder nach seiner Organisationsform (Geflechtknochen und Lamellenknochen) beschrieben werden. Der menschliche Knochen ist physikalisch fest, aber er lebt und verändert sich ständig entsprechend den an ihn gestellten Anforderungen (von Meyer, 1867). Im Wachstumsalter entsteht auf hydrostatischen Druck in der Wachstumszone durch Mineralisation von Knorpelgewebe zuerst ein Gerüst aus Geflechtknochen. Dieser wandelt sich im Anschluß daran in Lamellenknochen um. Nach dem Schluß der Epiphysenfugen im Erwachsenenalter wird die Knochenbildung durch Dehnung und Deformation induziert.

Architektonisch wird der Knochen in 2 Formen eingeteilt: *Kortikaler* Knochen mit hohem Dichtegrad und *trabekulärer* Knochen, bestehend aus einem feinen Netzwerk von Knochenbälkchen. Der strukturelle Aufbau des Knochens dient dazu, der mechanischen Beanspruchung der jeweiligen Skelettregion optimal zu widerstehen (Form-Funktions-Gleichung: Wolff, 1870). Besonders deutlich ist dies bei dem gelenknah entstehenden schwammigen Netzwerk von Spongiosa, welches bei der primären Mineralisation gebildet wird, zu sehen. Um eine bessere Verteilung der Last zu erreichen, werden die trabekulären Streben und Platten entlang der Hauptzugrichtungen angeordnet. Mit zunehmender Entfernung vom Gelenk werden die Knochenbälkchen zusammengedrängt und erreichen im Röhrenknochen einen hohen Verdichtungsgrad. Um sich den mechanischen Erfordernissen anzupassen, laufen ständig An- und Abbauvorgänge im Knochen ab. Der Prozeß der funktionellen Adaption führt zur Resorption des unbelasteten Knochens. An den Stellen mechanischer Stimulation wird Knochenformation induziert.

Auf mikroskopischer Ebene besteht der Knochen, unabhängig davon ob trabekulär oder kortikal, aus parallelen oder konzentrischen Lamellen mit einer Dicke von 3 bis 7μm (Jee 1988). Die strukturelle Einheit kortikalen Knochens ist das Osteon, ein Komplex bestehend aus einem Zentralkanal (Havers´scher Kanal) und 4-20 konzentrisch um den Kanal angeordneten Lamellen. Trabekel sind zusammengesetzt aus Segmenten lamellären Knochens, welche funktionell dem Osteon gleichen. Osteozyten liegen in kleinen Knochenlakunen, die in regelmäßigen Abständen im lamellären kompakten und trabekulären Knochen verteilt sind. Osteozyten besitzen lange Ausläufer, welche in Knochenkanälchen hineinziehen. Im Zentralkanal befinden sich Blutgefäße und Nerven. Die Ernährung der Knochenzellen erfolgt durch Diffusion.

Der Knochen dient dem Schutz lebenswichtiger Organe, als mechanische Stütze des Körpers und als Reservoir für Mineralien. Die mechanische Funktion wird von der extrazellulären Matrix, bestehend aus Kollagenfasern und anorganischen Salzen, übernommen. Die drei Hauptfunktionen der Knochenzellen sind Calziumbindung, biophysikalische und bioelektrische Eigenschaften sowie Aufgaben im Rahmen des Hormonstoffwechsels. Knochenzellen sind Mediatoren für Knochenformation und -resorption, wobei ihre Aktivität unterschiedlichen hormonellen und skelettalen Wachstumsfaktoren unterliegt. Aktuelle Publikationen zeigen den Einfluß von Faktoren wie z.B. Proteinen, Interleukinen, Zellmediatoren, Zytokinen und Hormonen auf den Knochenstoffwechsel.

Für eine normale Knochenentwicklung bedarf es eines ausgewogenen lokalen molekularbiologischen Milieus mit physiologischer Durchblutung und adäquater mechanischer Belastung bei muskulärem Gleichgewicht. Pathologische Umbauvorgänge aufgrund lokaler zellulärer, metabolischer oder hormoneller Einflüsse sowie Über- oder Minderbelastung können den Knochen beeinträchtigen.

Das *Proto-oncogen c-kit* kodiert einen transmembranen Rezeptor. Der dazugehörige c-kit Ligand, auch Stammzellfaktor genannt, ist wahrscheinlich der wichtigste Faktor, der Mastzellanzahl, -phänotyp und -funktion beeinflußt. Ein Defekt des Rezeptors führt zu Mastzelldefizienz. Die Mastzelle ist normaler Bestandteil des Knochens und entsteht aus Vorläuferzellen im Knochenmark. Sie dient als Speicher und Produktionsort zahlreicher potenter bioaktiver Mediatoren wie z.B. Heparin, Histamin, neutrale Proteasen, Tumor Nekrose Faktor α (TNFα), proteolytische Enzyme, chemotaktische Peptide, eine Reihe von Zytokinen und Interleukinen, TGF-β und Granulozyt Makrophage Kolonie stimulierender Faktor (GM-CSF). Für mehrere dieser Substanzen ist ihre Wichtigkeit im Knochenstoffwechsel bereits festgestellt worden (Lewis et al. 1993, Erlenbacher et al. 1996, Amman et al. 1997, Takahashi et al. 1996).

Die Mastzelle wurde mit pathologischen Knochenveränderungen, wie z.B. Osteporose, gesteigertem Knochenumbau und Hyperparathyreoidismus etc. in Verbindung gebracht. Es ist noch unbekannt, welche genaue Rolle die c-kit Rezeptorinsuffizienz und die damit verbundene Mastzelldefizienz im Knochenstoffwechsel spielen.

1.1.2 Pathologische Knochenveränderungen und ihre Folgen

Pathologische Knochenveränderungen entstehen, wenn ein Mangel an Baumaterial herrscht, die Funktion eines der Bauelemente des Knochens ungenügend ist, oder ein beschleunigter Abbau bzw. Umsatz stattfindet. Pathologische Vorgänge können eine Reduktion der Knochenfestigkeit mit verminderter Knochenmasse und Knochendichte und strukturelle Knochenveränderungen zur Folge haben, wie z.B. bei der Osteoporose. Eine Verschlechterung der Mikroarchitektur des Knochens und reduzierte Knochenmasse führen zu einem erhöhten Frakturrisiko. Die Knochenfestigkeit nimmt ab, so daß der Knochen nicht einmal mehr normalen Alltagslasten widersteht. Osteoporotische Frakturen entstehen meist an Stellen mit einem großen Anteil an trabekulärem Knochen (Melton, 1988).

Die fatalen Folgen von pathologischen Knochenveränderungen können anhand der Osteoporose sehr gut demonstriert werden. Allein in den USA wurden 9,4 Millionen postmenopausal an Osteoporose erkrankte Frauen diagnostiziert (Melton, 1995). Jede zweite Minute ereignet sich eine Hüftfraktur (Bouxsein et al. 1996). Diese Frakturen sind mit einem hohen Grad an Morbidität und Mortalität verbunden und führen häufig zu einer körperlichen Behinderung mit dem Resultat einer dauerhaften Institutionalisierung von älteren Menschen (Melton et al. 1993). Auch ist eine deutliche Reduktion der Lebensqualität der Betroffenen zu bedenken. Die Gesamtkosten für osteoporotische

Frakturen des proximalen Femurs belaufen sich, kalkuliert alleine für die USA, auf ca. 9 Milliarden US Dollar pro Jahr (Ray et al. 1997).

Das mechanische Verhalten von Knochen ist von der Knochenmasse und den Materialeigenschaften des Knochengewebes aber auch von der Knochengeometrie und –architektur abhängig. Bei Osteoporose geht trabekulärer und kortikaler Knochen verloren. Trabekulärer Knochen zeichnet sich aufgrund seiner größeren Oberfläche durch eine höhere metabolische Umsatzrate aus. Die dreidimensionale Struktur von trabekulären Streben und Platten läßt die Art und Richtung der Kraft erkennen, die auf das Skelett einwirkt. Die Stärke, mit der der trabekuläre Knochen einer kompressiven Kraft entgegenwirkt, verringert sich im Quadrat zur apparenten Knochendichte. Bei vergrößerten Abständen zwischen einzelnen Trabekeln, d.h. einer reduzierten Verknüpfung entsteht ein erhöhtes Frakturrisiko, welches nicht allein an der Untersuchung der Knochenmasse erkennbar ist. 50% reduzierte horizontale Trabekel führen zu einer vierfach erhöhten Wahrscheinlichkeit für einen Knochenbruch (Parfitt, 1996).

Um Aussagen über mögliche Einflüsse von lokalen Faktoren wie der Mastzelle auf den Knochen machen zu können, muß eine sensitive Methode zur Beurteilung von Knochendichte, Knochengeometrie und Knochenmikroarchitektur benutzt werden. Diese umfassende Charakterisierung des Knochens liefert neue wichtige Erkenntnisse zur

Rolle der Mastzellen bei der Aufrechterhaltung von Knochenfestigkeit, -struktur und –dichte.

1.1.3 Unterschiede im Knochenaufbau von Mensch und Maus

Tiermodelle spielen eine wichtige Rolle in der biomedizinischen Forschung. Gerade Mausmodelle eignen sich wegen der Ähnlichkeit ihrer Genome, Entwicklungszyklen, Biochemie und Physiologie mit denen des Menschen ideal zur Untersuchung der Pathologie menschlicher Erkrankungen.

Die histologische Struktur der Kompakta der Maus oder auch anderer kleiner Nagetiere wie Ratten und Meerschweinchen unterscheidet sich vom Menschen dahingehend, daß kein Havers´sches System vorhanden ist. Die Differenzierung und Komplexität der Knochenstrukturen nimmt mit zunehmender Körpergröße und Lebensspanne der Tierart sowie mit steigendem Lebensalter zu (Hörner et al. 1997). Bei der kurzen Lebensspanne der Maus wird der unreife nicht durch den höher differenzierten Knochen ersetzt. Nach Jowsey (1968) muß bei größeren Knochen die Zahl der Osteone ansteigen, da der Nährstoffaustausch durch Diffusion entlang der Knochenkanälchen nicht mehr ausreicht. Ursächlich für das Fehlen des Havers´schen Systems bei kleinen Nagetieren ist die fehlende Notwendigkeit eines intensiven Mineralstoffaustausches zwischen Körper und Skelett. Bei der Maus wird die Wachstumsfuge nicht knöchern durchbaut, d.h. die Epiphysenfuge bleibt auch bei alten

Tieren erhalten. Der wachstumslimitierende Faktor ist wahrscheinlich die Geschlechtsreife im Alter von 6-8 Wochen.

Um den Einfluß bestimmter Gene auf den skeletalen Phänotyp zu identifizieren bzw. deren Rolle in Differenzierung, Wachstum, Erhalt und Degeneration von Knochen zu untersuchen, muß eine genaue Darstellung des Knochenaufbaus und einzelner Knochenparameter erfolgen. Auch wenn es nachgewiesene Unterschiede in Knochenzusammensetzung, Knochendichte und Qualität bei verschiedenen Spezies gibt (Aerssens et al. 1998), eignet sich das in dieser Studie verwendete Mausmodell trotzdem sehr gut zur Untersuchung des Knochens, da es vor allem auf eine der Fragestellung gerecht werdende Gewebszusammensetzung der untersuchten Tiere ankommt. Um den Einfluß und die funktionellen Auswirkungen der c-kit Rezeptorinsuffizienz und der daraus resultierenden Mastzelldefizienz auf den Knochen zu charakterisieren, ist das W/W^v Mausmodell sehr gut geeignet.

1.2 Das W/W^v Mausmodell

Ein gutes Modell zur Beurteilung der Mastzelle und ihrer Rolle in physiologischen und pathologischen Abläufen ist der Vergleich eines Systems mit Mastzellen zu einem System ohne das Vorkommen von Mastzellen (Galli und Kitamura 1987).

Das *Proto-oncogen c-kit* kodiert einen transmembranen Rezeptor mit

Tyrosinkinase-Aktivität. Der spezifische Ligand für c-kit wurde geklont, identifiziert als Wachstumsfaktor und dann benannt als Stammzellfaktor (=*SCF*) oder auch *MGF* (=mast cell growth factor). Der Einfluß des Stammzellfaktors und seines Rezeptors c-kit auf Mastzellentwicklung wurde indirekt nach der Untersuchung von Mäusen mit einer Doppelmutation am „dominant white spotting" (W) Lokus auf dem Chromosom Nummer 5 entdeckt. Defizite in W-mutanten Mäusen beeinflußten die Entwicklung von Stammzellen, Melanozyten und hämatopoetischen Zellen. Diese Tiere zeigten phänotypische Abnormitäten wie Mastzelldefizienz, hypoplastisch makrozytische Anämie, Sterilität und das Fehlen kutaner Melanozyten, was ihre weiße Farbe erklärte. Das Gewebe der W/W^v–Mäuse enthielt weniger als 0,5% der Menge an Mastzellen, die in den kongenital normalen +/+-Mäusen gefunden wurden (Galli 1993). Die Transplantation von Knochenmark aus kongenital normalen +/+-Mäusen reparierte die Mastzelldefizienz von W/W^v-Mäusen. Dies bestätigte die Annahme, daß Mastzellen von Vorläuferzellen im Knochenmark abstammen (Kitamura et al. 1978 und Kitamura und Go 1979).

Der Stammzellfaktor fördert die Hämatopoese sowie das Überleben und die Proliferation von Melanozyten und Stammzellen. SCF reguliert das Überdauern und die Migration von Mastzellvorläufern und die Mastzelladhärenz. Weiterhin unterstützt SCF (=mast cell growth factor) die Proliferation von unreifen und reifen Mastzellen und induziert direkt die Sekretion von Mastzellmediatoren bzw. reguliert die Dauer der Mediatorfreisetzung. Der c-kit Ligand SCF ist wahrscheinlich der wichtigste Faktor, der Mastzellanzahl, -phänotyp und -funktion beeinflußt.

Als Nachteile bisheriger experimenteller Arbeiten zum Thema sind anzuführen:

1. Der Nachweis, daß einer der Mediatoren der Mastzellen eine kritische Rolle bei einer bestimmten biologischen Antwort spielt, ist nicht aussagekräftig genug, da viele Mediatoren auch von anderen Zellen gebildet werden.
2. Die Untersuchung der Degranulation bzw. Aktivierung der Mastzellen oder auch einzelner Mastzellprodukte hat ebenfalls Limitationen, da die Quantifizierung nicht unbedingt die Wichtigkeit der Rolle in der untersuchten Antwort widerspiegelt.

Das W/W^v-Mausmodell ist ein bisher erfolgreich angewendetes Tiermodell, um die Beteiligung von Mastzellen an unterschiedlichen biologischen Antworten zu testen (Galli und Kitamura 1987). Uns ist nicht bekannt, daß dieses Modell bisher zur Beschreibung des Einflusses der c-kit Rezeptorinsuffizienz und der damit verbundenen Mastzelldefizienz auf Knochenmasse, Knochenstruktur und Knochengeometrie bzw. Knochenfestigkeit genutzt worden wäre.

1.3 Grundzüge der Mastzellbiologie

1.3.1 Einführung

Bereits 1863 beschrieb von Recklinghausen eine bis dato unbekannte Zellart, die er an ungefärbten Schnitten des Froschmesenteriums nachwies (von Recklinghausen, 1863). Paul Ehrlich konnte einige Jahre später die Mastzelle anhand charakteristischer Färbeeigenschaften der metachromatischen zytoplasmatischen Granula identifizieren. Ihm verdankt sie ihren Namen (Ehrlich, 1879).

Mastzellen sind wichtige Boten in physiologischen und pathologischen Prozessen im Körper. Sie sind Teil des Bindegewebes und lassen sich durch ihre charakteristischen elektronendichten, metachromatischen, zytoplasmatischen Granula, ihren Enzym- und Mediatorgehalt und ihre spezifische Rezeptorart ($Fc_{\varepsilon}RI$) von anderen Zellen unterscheiden.

1.3.2 Herkunft, Proliferation und Differenzierung

Mastzellen stammen von pluripotenten Vorläuferzellen im Knochenmark ab (Kitamura et al. 1978). Der Stammzellfaktor (SCF) induziert die Proliferation von Mausmastzellen in vivo (Tsai et al. 1991) und in vitro (Zsebo et al. 1990). SCF beeinflußt das Wachstum und die Differenzierung der Mastzellen. Mastzellen treten, noch bevor sie morphologisch identifiziert werden können, in die Blutbahn ein. Über diese erreichen sie ihr Ziel, das periphere Gewebe, wo sie sich endgültig phänotypisch differenzieren. Die phänotypische und funktionelle Reifung der Mastzellen ist von der Umwelt, in der sie sich niederlassen, abhängig. Die Anzahl der Mastzellen im Gewebe ist unter physiologischen Bedingungen relativ konstant. Die Balance zwischen Proliferationsrate und Zellverlust erhält die Homöostase. Die Erforschung der Auswirkungen der Mastzelldefizienz und des Mastzelltodes kann therapeutische Effekte, z.B. bei Erkrankungen wie der systemischen Mastozytose und ihrer weitreichenden gesundheitlichen Folgen, haben.

1.3.3 Heterogenität und Verteilung

Menschliche Mastzellen variieren in ihrer Morphologie (z.B. Ultrastruktur der zytoplasmatischen Granula, Dvorak 1993), ihren histochemischen Eigenschaften, ihrem Mediatorgehalt, ihrer Empfindlichkeit bei Stimulierung durch Sekretagoga und ihrer Antwort auf Reizung durch unterschiedliche Substanzen (Schwartz, 1993).
Mastzellen sind um Nerven, Blutgefäße und lymphatische Gefäße versammelt. Im Knochenmark normaler Individuen werden Mastzellen in enger Nachbarschaft zu Osteoklasten und zu der trabekulären Knochenoberfläche gefunden (Banovac et al. 1996). Im Knochen selbst sind sie vor allem in der kortikalen Kanalfläche anzutreffen (McKenna, 1994).

1.3.4 Aktivierung und Postdegranulationsgeschehen

Mastzellen werden durch Interaktion eines mulitvalenten Antigens (Allergen) mit seinem spezifischen IgE-Antikörper aktiviert. Dieser wird durch seinen hoch affinen Rezeptor $Fc_{\varepsilon}RI$ an die Zellmembran gebunden. Auch nichtimmunologische Stimuli können Mastzellen aktivieren. Unterschiedliche biochemische Prozesse können zur Mediatorfreisetzung führen. Aber der Ablauf der Degranulation ist stets gleich, unabhängig von der Art des Stimulus.

Nicht-$Fc_{\varepsilon}RI$ abhängige Aktivierung erfolgt durch polybasische Moleküle. Mastzellaktivierung führt zu einer vergrößerten Vasopermeabilität. Diese mikrovaskuläre Antwort wird induziert durch Histamin, Prostaglandine (PGD_2) und Leukotriene (LTB_4, LTC_4) (Stevens und Austen 1989). Proteasen spalten Substrate in vitro, z.B. Typ IV Kollagen. Bei extremer Freisetzung, wie z.B. bei Patienten mit systemischer Mastozytose, werden fibrotische Veränderungen in den Organen gefunden. Wahrscheinlich induzieren Mastzellmediatoren die Proliferation von Fibroblasten, welche dann vermehrt Kollagen bilden (siehe Review Metcalfe et al. 1992).

1.3.5 Produkte der Mastzelle

Bei Mastzelldegranulation wird eine Vielzahl von potenten bioaktiven Substanzen freigesetzt. Diese Produkte der Mastzelle können in zwei

Kategorien eingeteilt werden: Erstens in präformiert vorliegende, in zytoplasmatischen Granula gespeicherte Mediatoren. Hierzu gehören Histamin, Serotonin, Heparin und Proteasen. Zweitens in Produkte der Mastzelle, welche nach einem Aktivierungsreiz neu synthetisiert werden. Hierzu gehören Leukotriene, Prostaglandine und Interleukine. Diese heterogene Gruppe von Substanzen unterscheidet sich in ihrer Potenz und ihrer biologischen Aktivität. Jeder Mediator hat mehr als eine Funktion und kann in seinen biologischen Effekten mit anderen Mediatoren überlappend wirken. Histamin z.B. verändert Vasopermeabilität und induziert Schleimsekretion, Eigenschaften, die es mit Leukotrien C4 teilt. Durch ihre Mediatoren entfalten die Mastzellen ein breites Spektrum von Bioaktivitäten. Sie spielen eine Rolle in Zellwachstum, Reparatur, Entzündung und Immunantwort (Burd et al. 1989).

1.3.6 Identifizierung und Quantifizierung der Mastzelle

Die Granula der Mastzelle sind wasserlöslich und brauchen daher eine spezielle Fixierung. Hierbei wird die Färbung „Toluidine Blue" eingesetzt. Daß die Mastzelle im Knochenmark residiert, ist gut untersucht. Allerdings gibt es wenig Aussagen über die Anzahl der Mastzellen im Knochen. McKenna quantifizierte 1994 deren Zahl in normalem und in osteoporotischem Knochen im Verhältnis zur trabekulären Knochenfläche. Die mittlere Mastzellzahl im normalen Knochen beträgt 1,2 $/mm^2$, osteoporotischer Knochen enthält 3,4$/mm^2$

Zellen pro trabekulärer Knochenfläche. Ähnliche Dimensionen hatten zuvor Fallon et al. 1983 beschrieben.

1.3.7 Physiologische und pathologische Mastzellfunktionen

Mastzellen sind vor allem für ihre Rolle bei dermatologischen Erkrankungen, wie z.B. Allergien, Hypersensitivität und Entzündungsreaktionen, bekannt. Aktiviert durch spezifische Antigene und oberflächengebundenes antigenspezifisches IgE, setzen sie präformierte Mediatoren frei oder generieren Mediatoren neu, welche daraufhin Entzündungsreaktionen im Gewebe hervorrufen.

Mastzellen sind an der Phagozytose und Verarbeitung von Antigenen beteiligt, produzieren Zytokine, setzen vasoaktive Substanzen frei und exprimieren eine Reihe von Adhäsionsmolekülen und Immunantwort-Rezeptoren. Mastzellen können somit auf multiple spezifische und unspezifische Stimuli reagieren.

Mastzellakkumulation in unterschiedlichen anatomischen Gebieten bzw. der Nachweis ihres Granulations- und Aktivitätsgrades wurde bei einer Reihe von Knochenerkrankungen bzw. krankheitsbezogener Prozesse, wie z.B.: Angiogenese, Wundheilung, Fibrose, rheumatoide Arthritis etc., aufgezeigt (Review siehe Galli 1994, Metcalfe 1997). Als lokaler Faktor stellt sie grundsätzlich eine potentielle Einfluß-möglichkeit im Knochenstoffwechsel dar, wobei ihre Rolle und die Auswirkungen genauer verstanden werden müssen.

1.4 Mastzelleinfluß auf den Knochen: momentaner Stand der Forschung

Wie bereits erwähnt, wurden Mastzellen an verschiedenen erkrankten Stellen im Knochen gehäuft angetroffen. Bei Patientinnen mit postmenopausaler Osteoporose, die eine eindeutig reduzierte Knochendichte im Verhältnis zu einer Kontrollpopulation von Frauen aufwiesen, wurde eine Akkumulation von Mastzellen im Knochenmark beobachtet (Frame und Nixon 1968). Der Zusammenhang zwischen erhöhter Mastzellzahl und Osteoporose wurde erneut 1983 von Fallon et al. bestätigt. Bei der osteorenalen Dystrophie (Ellis und Peart 1976) und auch beim induzierten Hyperparathyreoidismus war die Anzahl von Mastzellen erheblich erhöht. Ratten, die einer calziumarmen und phosphatreichen Diät unterzogen wurden, zeigten rachitische Knochenveränderungen, Hypocalziämie und eine erhöhte Knochenresorptionsrate. Diesen Knochenveränderungen ging eine Ansammlung von Mastzellen in den Metaphysen der langen Röhrenknochen voraus, wobei keine Mastzellerhöhung in anderen Geweben zu sehen war. Anhand elektronenmikroskopisch beobachteter Veränderungen der Granulainhalte wurde eine erhöhte sekretorische Aktivität der Mastzellen festgestellt (Feik und Storey 1979).

Bei einer Umkehrung induzierter pathologischer Zustände wie der des Hyperparathyreoidismus bzw. der osteorenalen Dystrophie oder calziumarmer Diät reduzierte sich auch die Zahl der akkumulierten

Mastzellen. Nach Zufuhr von Vitamin D verschwanden die Knochenveränderungen, und auch die Dichte, Größe und Anzahl der Mastzellgranula im Zytoplasma normalisierte sich wieder. Die Zellen verschwanden wieder ins Knochenmark (Urist und McLean 1957).

Sowohl bei primärem als auch bei sekundärem Hyperparathyreoidismus (aufgrund von Mangelernährung oder Nierenerkrankung) und auch bei experimentell induziertem Hyperparathyreoidismus war die Anzahl von Mastzellen im Knochenmark erheblich erhöht. Die Wechselwirkung zwischen Parathormon und Mastzellen wurde mittlerweile sehr gut untersucht. Rasmussen et al. stellten 1972 fest, daß Parathormon die Zahl der Mastzellen im Knochenmark beeinflußt. Parathormon führte auch zur verstärkten Degranulation der Mastzelle. Nicht der niedrige Calziumspiegel per se, sondern der sekundäre Hyperparathyreoidismus bedinge die erhöhte Zahl von Mastzellen. Der Mastzellmediator Heparin wiederum unterstützte die Parathormon vermittelte Resorptionsaktivität in isolierter Knochenkultur (Avioli, 1975).

Aus diesen Beobachtungen wurde geschlußfolgert, daß ein Zusammenhang zwischen der Anhäufung der Mastzellen und den Vorgängen im Knochen bestände. Auch wurde eine Involvierung von Mastzellen bei der Gewebereparatur festgestellt. Mastzellen wurden gehäuft im Kallus einer Fraktur beobachtet (Lindholm et al. 1967, 1968, 1969, 1970, 1972, Severson 1969). Besonders in den Regionen, in denen Präformation von Knorpelgewebe stattfand, schienen Mastzellen mit dem Prozeß der Knochenheilung verbunden zu sein. Bei einer stimulierten Frakturheilung durch subkutane Injektion von Somatotropin und Thyreotropin zeigte die Kallusmanschette eine frühzeitige Mineralisation. Im Blastem wurde eine Anhäufung von Mastzellen beobachtet, die ihre Höchstwerte einige Tage früher hatte als bei unbeeinflußter Frakturheilung. Die Kurve der Mastzell-anhäufung verlief parallel zu der Mineralisierung. Die von Lindholm et al. in den 70er Jahren in mehreren Studien ausführlich beschriebenen Beobachtungen wurden 1995 von Banovac et al. bestätigt. Die Autoren fanden eine zeitlich und regional klar definierte Abfolge des Erscheinens von Mastzellen im Frakturkallus.

Weitere bisher vornehmlich verwendete Untersuchungsmethoden waren Beobachtungen bei klinischen Studien. Hierbei wurden besonders Patientinnen und Patienten mit *systemischer Mastozytose* auf skelettale Manifestationen untersucht. Eine Reihe von Autoren beschrieb sowohl Zeichen der diffusen Demineralisierung als auch osteosklerotische Veränderungen am Knochen, welche röntgenologisch festgestellt wurden (Fallon et al. 1981, Rafii et al. 1983, Harvey et al. 1989, De Gennes et al. 1992, Johansson et al. 1996). 70% der Patientinnen und Patienten mit systemischer Mastozytose hatten radiographisch erkennbare Knochenläsionen.

Erhöhte Mastzellzahlen wurden auch bei pathologisch erhöhter Knochenumbauaktivität beobachtet. Während einer Untersuchung durch induzierte synchronisierte Knochenumbausequenzen bei der Ratte wurde ein Muster der Mastzellanordnung erkannt, das die Annahme unterstrich, Mastzellen und der „onset“ der Knochenresorption seien miteinander assoziiert (Saffar und Klapsisz-Wolikow 1990). Hierbei könnte ein Zusammenhang zwischen dem Auftauchen von osteoklastischen Präkursoren und den Mastzellveränderungen bestehen. Möglicherweise sind Mediatoren, die während der Degranulation der Mastzellen freigesetzt werden, an der Umwandlung von Präkursoren in aktive Osteoklasten beteiligt. Um die Frage zu verfolgen, auf welche Art und Weise Mastzellen zum Knochenumbau beitragen, untersuchten Silberstein et al. (1991) die in vivo Antwort auf Knochenumbauzyklen mastzelldefizienter Mäuse und ihrer mastzellkompetenten Artgenossen im Vergleich. Die Autoren fanden einen verzögerten Beginn des Umbauzyklusses und reduzierte Knochenformierung mit verminderter Knochenmatrixproduktion.

Mastzellen enthalten und produzieren viele potente bioaktive Substanzen. Bei einigen dieser Mediatoren wurde ihre Wichtigkeit für den Knochenmetabolismus bereits erkannt. Zum Beispiel wurden bei Patientinnen und Patienten, die zur Thromboseprophylaxe mit *Heparin*, einem Antikoagulans und Mastzellprodukt, langzeitbehandelt wurden, pathologische Frakturen beobachtet. Die Langzeitbehandlung mit Heparin führte zu osteoporoseähnlichen Veränderungen des Skeletts (Griffith et al. 1965).

Histamin, ein weiteres Mastzellprodukt, schien, durch Stimulation von H1-Rezeptoren Parathormon und die aktive Anzahl von Osteoklasten zu erhöhen. Nakamura et al. bewiesen 1996 die direkte Beziehung zwischen Parathormon und der Erhöhung der Anzahl von Osteoklasten durch Freisetzung von Histamin.

Neutrale Proteasen wurden für die Proliferation neuen Gewebes verantwortlich gemacht. Sie sind im Überfluß in Mastzellen gespeichert. Banovac et al. stellten 1995 fest, daß die Mastzelle durch ihre neutralen Proteasen, welche die Proliferation von neu geformten Kapillaren und anderen Gewebselementen anregten, eine wichtige Rolle in der strukturellen Modifikation des Knochengewebes einnahmen. Mastzellen sollen in späteren Phasen der Frakturheilung eine Funktion in Resorption und Ersetzung von Geflechtknochen einnehmen.

Der hier zusammengetragene *aktuelle Stand der Forschung* beweist einen Zusammenhang zwischen Mastzellen und Knochenmetabolismus. Die genaue Rolle der Mastzellen im Knochen gehört zu den ungelösten Kernproblemen.

1.5 Erläuterungen zu den aktuellsten Methoden der Knochencharakterisierung

Techniken, die Knochendichte und –architektur erfassen, sind wichtig, um pathologische Knochenveränderungen früh erkennen zu können.

Hierzu gibt es unterschiedliche nicht-invasive Methoden. Die Ermittlung der Knochendichte allein, wie bei älteren radiologischen Verfahren praktiziert, liefert keine ausreichende phänotypische Charakterisierung des Skeletts. Aussagen über Knochendichte, wobei Spongiosa und Kompakta einzeln berücksichtigt werden sollten, Knochengeometrie und Mikrostruktur sind für eine differenzierte Analyse des Knochens notwendig.

Die peripher quantitative Computer Tomographie (pQCT) ist eine neue Methode, die sich zur Untersuchung der Knochendichte des Skeletts kleinerer Tiere eignet. Wichtige geometrische Parameter, wie z.B. die Querschnittsfläche und das Trägheitsmoment oder auch die kortikale Dicke werden mit dieser Methode erfaßt. Mit der pQCT-Technik ist keine Aussage zur Knochenarchitektur möglich. Hierfür findet das μCT Anwendung, welches sowohl die quantitative Dichtemessung des trabekulären Knochens als auch die bisher nur mit histomorphometrischen Methoden beurteilbare dreidimensionale Darstellung und Analyse der Mikroarchitektur ermöglicht. Dieses neue entwickelte Gerät existiert bisher nur zehnmal weltweit und noch nicht in Deutschland. Es stellt eine kostengünstige Alternative zu aufwendigen histologischen Präparationen dar. Auch bleibt der Knochen für weitere Untersuchungsmethoden, wie z.B. die anschließende biomechanische Testung, erhalten.

Das mechanische Verhalten von Knochen ist abhängig von der Knochenmasse und den Materialeigenschaften des Knochengewebes, aber auch von Knochengeometrie und Knochenarchitektur. Biomechanische Tests liefern ein absolutes Maß der Knochenfestigkeit (Hayes und Bouxsein 1997). Wenn auf einen Knochen Kräfte ausgeübt werden, resultiert eine Deformation. Die Kapazität eines Knochens, einer von außen aufgebrachten Kraft standzuhalten, ist abhängig von intrinsischen Materialeigenschaften, aber auch von der Gesamtgröße und der Verteilung des Knochengewebes. Zu den intrinsischen Materialeigenschaften zählen Knochendichte und Knochenmineralgehalt. Die Geometrie gibt Auskunft über die strukturelle Anordnung des Knochenmaterials. Weiterhin ist die Rate, mit der Last aufgetragen wird, die Orientierung der Knochenmikrostruktur und die Richtung der Kraftausübung im Verhältnis zur Knochenachse des anisotropen Knochens von Bedeutung. Die Beschreibung des mechanischen Verhaltens und der Versagenscharakteristik des Knochens erfolgt mit Begriffen aus der Biomechanik über die Festigkeit von Materialien. Es kann unterschieden werden zwischen mechanischem Verhalten des Knochengewebes als Material und dem strukturellen Verhalten des ganzen Knochens.

Auch existiert eine wichtige Wechselwirkung zwischen mechanischen Knocheneigenschaften und apparenter Dichte des Knochengewebes. Kleine Veränderungen in apparenter Knochendichte können großen Einfluß auf Materialeigenschaften des Knochens haben. Durch eine geometrische Umverteilung des Knochengewebes kann der Reduktion der Widerstandskraft des Knochens gegen eine aufgebrachte Last entgegengewirkt werden. Zylinder mit signifikant unterschiedlicher Geometrie haben unterschiedliche Kraft-Deformierungskurven, obwohl das Material nicht verändert ist. Knochenfestigkeit ist also von der Geometrie des Knochens mitbeeinflußt.

Das Trägheitsmoment ist ein Maß für die Verteilung des Materials in der Querschnittsfläche um den Schwerpunkt der Biegungsachse. Je größer der Abstand der Knochenfläche von der neutralen Achse, desto effektiver widersteht der Knochen einer Biegekraftausübung. Geometrischer appositionaler Knochenanbau kompensiert die Reduktion kortikaler Dicke und hilft die Knochenfestigkeit zu bewahren.

1.6 Fragestellung und Versuchsplanung

Der bisherige Stand der Forschung liefert Hinweise für die Wichtigkeit der Mastzelle in skelettaler Homöostase. Bisher wurden vor allem quantitative Methoden verwendet. Histomorphometrische Studien basierten auf Mastzellzählungen bzw. die Beschreibung der Mastzellmorphologie (McKenna, 1994). Auch wurde der Aktivitätsgrad der Mastzelle und der Grad der zellulären Degranulation der Mastzelle selbst oder verschiedener Mastzellmediatoren ermittelt. *Quantitativ-histomorphometrische Methoden* haben den Nachteil, daß der direkte Zusammenhang der Beobachtung von gehäuft vorkommenden

Mastzellen mit der untersuchten Erkrankung nicht bewiesen werden kann. Die *Untersuchung von Mastzellmediatoren* hat den Nachteil, daß diese auch von anderen Zellen gebildet werden können, so daß eine absolute Mastzellabhängigkeit nicht genau nachgewiesen werden kann.

Bisher gab es keine experimentellen Studien, welche die funktionellen Konsequenzen der Insuffizienz des c-kit Rezeptors und der damit verbundenen Mastzelldefizienz auf den Knochen untersuchten.

Die Zielsetzung dieser Studie ist es, mit Hilfe von neuartigen hochentwickelten Methoden zur Knochencharakterisierung den Einfluß der Insuffizienz des c-kit Rezeptors und die damit verbundene Mastzelldefizienz auf Knochenmasse, Knochengeometrie, Mikrostruktur und Knochenfestigkeit zu untersuchen. Es soll festgestellt werden, ob der Knochen bei veränderten zellulären Ausgangsbedingungen seine Form verändert, um weiterhin seiner Funktion gerecht zu werden. Unsere Hypothese lautet, daß Knocheneigenschaften in c-kit Rezeptor insuffizienten und dadurch mastzelldefizienten Mäusen verändert sind.

Folgende Fragen sollten beantwortet werden:

1. Existiert eine altersabhängige Wirkung der untersuchten Parameter?
2. Sind morphologische Knochenparameter der c-kit Rezeptor-insuffizienten Tiere verändert?
3. Ändert der c-kit Rezeptordefekt und das Fehlen der Mastzellen im Organismus der W/W^{v}-Maus geometrische und densitometrische Knocheneigenschaften?
4. Ist die Mikrostruktur der Metaphyse unterschiedlich in den beiden Genotypen?
5. Sind geometrische Parameter wie kortikale Dicke und Knochenumfang an der Schaftmitte und der Knochen-mineralgehalt, ermittelt mit μCT, unterschiedlich in den beiden Genotypen, und ist die Aussagekraft der beiden bildgebenden Verfahren vergleichbar?
6. Werden durch den c-kit Rezeptordefekt und den damit verbundenen Mangel an Mastzellen die Knochenkraft gegen eine aufgebrachte äußere Last eingeschränkt?
7. Wieweit läßt sich der biomechanische Test auf Versagenslast mit Parametern wie Trägheitsmoment und Mineralgehalt des Knochens, ermittelt mit pQCT, vorhersagen?

2 Material und Methode

2.1 Tiere

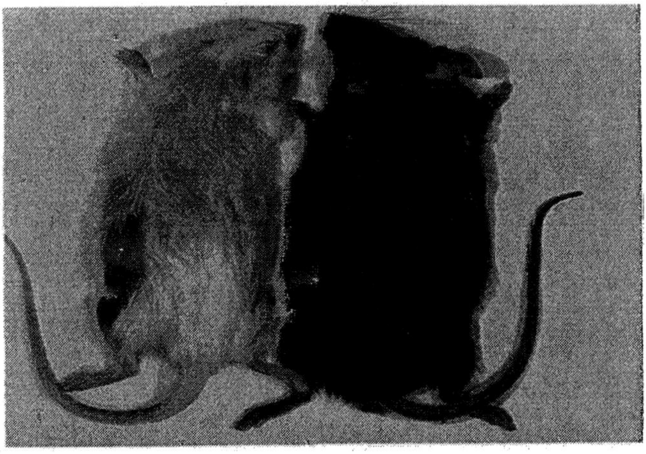

Abbildung 1: C-kit Rezeptor defekte W/W^v-Maus und kongenital normale +/+-Maus

Genetisch mastzelldefiziente WBB6F1/J-/Kit^W/Kit^{W-v} (W/W^v) und kongenital normale WBB6F1/J-+/+ (+/+) Mäuse wurden von Professor Galli, dem Leiter des Pathologischen Instituts des Beth Israel Deaconess Medical Centers der Harvard Medical School in Boston, USA zur Verfügung gestellt. Die Tiere wurden ursprünglich von den Jackson Laboratories in Bar Harbor, Maine, USA bezogen. Den Kadavern von 10 mastzelldefizienten Mausmutanten wurden die linken Femora entnommen und 10 Tieren der Kontrollgruppe im Alter von 8, 15 und 20 Wochen, gegenübergestellt. Die Tiere sind infolge einer

Veränderung am c-kit Rezeptor mastzelldefizient. Durch Kreuzung von heterozygoten Pärchen sind in jedem Wurf sowohl mastzelldefiziente als auch Tiere mit normaler Mastzellzahl und intaktem c-kit Rezeptor System vorhanden. Diese +/+ kongenital normalen Tiere dienen als Kontrollgruppe. Die beiden Genotypen sind eindeutig voneinander zu unterscheiden, da die Kit^{W}/Kit^{W-v} ein weißes Fell besitzen und die +/+ Tiere ein schwarzes.

2.2 Präparation der Femora

Nach Anheben der Haut über dem Oberschenkel mit chirurgischer Pinzette wurde mit chirurgischer Schere eine Inzision in die Haut vorgenommen. Dann wurde die Haut mit Hilfe eines chirurgischen Skalpells langsam abgelöst und entfernt. Im Anschluß wurden die Muskelgruppen entlang anatomischer Leitstrukturen vom Knochen getrennt und zuerst distal über der Patella und im Anschluß am proximalen Hüftgelenk an ihren Ansätzen durchschnitten und entfernt. Daraufhin wurde der Oberschenkelknochen erst im Kniegelenk, dann im Hüftgelenk disloziert. Durch vorsichtiges Schaben mit dem Skalpell entlang des Knochens wurden alle Weichteile vom Knochen entfernt. Besondere Vorsicht war an der distalen Wachstumsfuge geboten, da hier schon bei leichter Druckausübung der Knochen sehr schnell zu brechen drohte. Nach Entfernen der Sesambeine hinter den Kondylen wurde das Femur in eine mit 0,9%iger Natriumchloridlösung befeuchteter Gaze gelegt und in einer eindeutig beschrifteten

Plastiktüte aufbewahrt. Die Präparate wurden bis zur weiteren Verwendung bei einer Temperatur von –20° gelagert.

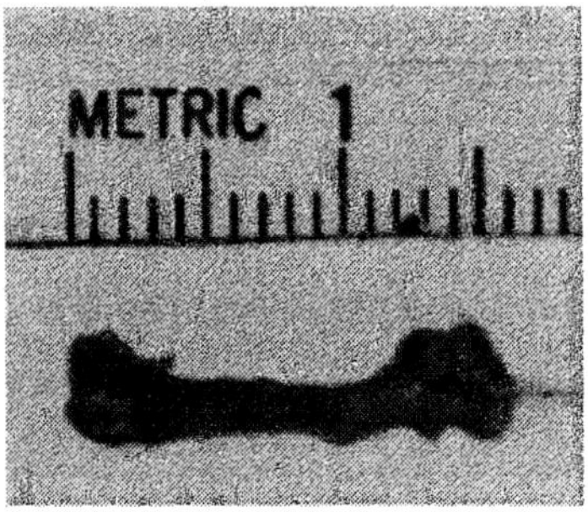

Abbildung 2: Femurgröße

2.3 Morphometrische Analyse der Femora

Um die gesamte Knochenmasse zu ermitteln, wurden die Oberschenkel gleich nach der Präparation gewogen (Dokumentation in mg). Um eine Aussage über die makroskopischen Knochendimensionen der beiden Genotypen im Vergleich treffen zu können, wurde mit einem Meßschieber die gesamte Länge des Knochens (mm) reproduzierbar zwischen den anatomischen Leitstrukturen interkondyläre Kerbe und Verbindung zwischen Femurhals und Trochanter major gemessen. Nach Ermittlung und Markierung des Mittelpunktes der Femurdiaphyse wurde der anterio-posteriore (APD) und medio-laterale (MLD) Durchmesser des Knochens (mm) dokumentiert.

2.4 *Densitometrische, geometrische und strukturelle Analyse der Femora mit nicht-invasiven bildgebenden Verfahren*

2.4.1 Peripher quantitative Computer Tomographie an der Schaftmitte

Das peripher quantitative Computer Tomographie Gerät (pQCT, Norland Stratec XCT 960A, Pforzheim, Germany) wurde ursprünglich zur Beurteilung der Knochendichte der proximalen Extremitäten von Menschen entwickelt. Diese Methode eignet sich ebenfalls zur Untersuchung der Knochendichte des Skeletts kleinerer Tiere. Der Hersteller liefert mit dem Gerät eine speziell für kleine Knochen adaptierte Software (Version 5.2) zur Durchführung der Bildanalyse. Mit der pQCT-Technik können Aussagen über Knochenmasse und Knochengeometrie gemacht werden. Eine Unterteilung in trabekulären und kortikalen Knochen und individuelle Beurteilung dieser Komponenten ist möglich.

Das pQCT ist ein Translations-Rotations-Scanner und liefert Querschnittsbilder des gescannten Objektes. Abschwächungsprofile, die von möglichst vielen Winkeln erfaßt werden, werden mit Hilfe gefilterter Rückprojektion zur Kalkulation des zu analysierenden Bildes benutzt. Jeder Komponente des Bildes, d.h. jedem Pixel, wird der dort ermittelte lineare Abschwächungskoeffizient zugeordnet. Zur Beurteilung der femoralen Diaphyse wurden die linken Oberschenkelknochen der mastzelldefizienten W/W^v-Mäuse und der

Kontrollgruppe an der Schaftmitte gescannt. Die im pQCT untersuchten Meßgrößen umfaßten:

a) densitometrische Parameter, wie kortikaler Mineralgehalt des Knochens (CBMC) und volumetrische kortikale Knochendichte (CBMD) und
b) geometrische Parameter, wie kortikale Querschnittsfläche des Knochens (CBA) und das Trägheitsmoment (I) des Knochens an der Schaftmitte.

Eine korrekte Datenerhebung wurde durch Kalibrierung mit zwei Phantomen aus Hydroxylapatit von bekannter Dichte gewährleistet. Diese wurden zur regelmäßigen Kontrolle der Meßpräzision des Gerätes vor jedem neuen Meßdurchgang gescannt und analysiert. Die Femora wurden in exakt gleicher Position in einer handelsüblichen Plastikspritze mit 1 ml Fassungsvermögen plaziert. Hierbei war eine sehr gute Orientierung anhand der in Längsrichtung angebrachten Markierungen auf der Spritze möglich. Die Spritze wurde, damit das Präparat nicht austrocknete, mit 0,9%iger Natriumchloridlösung gefüllt. Sie wurde auf der Plattform des pQCT mit Hilfe einer roten Lichtschranke des Gerätes immer an gleicher Stelle positioniert. Die Schnitte, die an der Femurschaftmitte gescannt wurden, hatten eine Schichtdicke von 1 mm. Dabei wurde eine Auflösung von 0.148 mm pro Voxel eingestellt. Zuerst erfolgte für jedes Femur ein Scout View Scan, um die exakte Position der Querschnittsmessung durch die Schaftmitte einzustellen. Der Scout View ist eine zweidimensionale

Repräsentation des gesamten Femurs. Hierbei kann anhand reproduzierbarer anatomischer Markierungspunkte die korrekte Stelle zur Messung ermittelt werden. Die Analyse der Scans erfolgte mit einer eigens für Kleintiere adaptierten implementierten Software. Um den äußeren Knochenrand von Weichteilgewebe zu trennen, wurde ein sogenannter Konturmodus mit einem Schwellenwert von 650 mg/cm^3 gewählt. Um den kortikalen Knochen von trabekulärem Knochen zu separieren, wurde ein Schälmodus mit Schwellenwert-Algorithmus mit Filter benutzt. Hierbei wurde ebenfalls ein Schwellenwert von 650 mg/cm^3 gewählt. Alle Voxel mit einer Knochendichte unterhalb dieses Schwellenwertes wurden dem trabekulären Knochen zugerechnet. Der benutzte Algorithmus arbeitete mit einem 3x3 Filter, wobei benachbarte Voxel überprüft wurden. Wenn das zu scannende Objekt im Verhältnis zu den Voxelgrößen klein ist, können an den Objekträndern Ungenauigkeiten bei der Messung entstehen, da die Abschwächungswerte der Quadrate, die halb aus Knochen und halb aus Weichteilgewebe bzw. Natriumchlorid zusammengesetzt sind, bei Zusammenfassung irreführende Werte ergeben. Diese Situation ist umschrieben als der „partial volume effect". Um diesem Umstand zu entgegnen, wurde in die Software folgendes eingebaut: Isoliert hohe Abschwächungswerte wurden außer Acht gelassen. Durch diese Funktion und durch die Möglichkeit des Festlegens eines zusätzlichen inneren Schwellenwertes von 500 mg/cm^3 zur besseren Trennung von trabekulärem Knochen von Knochenmark wurde der partielle Volumeneffekt erheblich reduziert. Mit dieser Technik können reduzierte Knochenmasse und veränderte Knochengeometrie (Querschnittsfläche, Trägheitsmoment etc.) erfaßt werden.

Zur Beurteilung der dreidimensionalen Mikroarchitektur des trabekulären Knochens bedarf es aber des μCTs. Auch sind die Schichtdicke von 1 mm und die Auflösungskapazität des pQCT-Gerätes nicht mehr in der Lage, die kortikale Dicke am mittleren Schaft und die trabekuläre Dichte an der Metaphyse der Knochen der Maus zu beurteilen. Das μCT ist eine Methode, die sowohl quantitative Dichtemessung des trabekulären Knochens als auch die bisher nur mit histomorphometrischer Methoden beurteilbare dreidimensionale Darstellung und Analyse der Mikroarchitektur ermöglicht. Diese Methode ist nicht-invasiv, schnell und präzise.

2.4.2 Micro-Computer Tomographie am distalen Femur und an der Schaftmitte

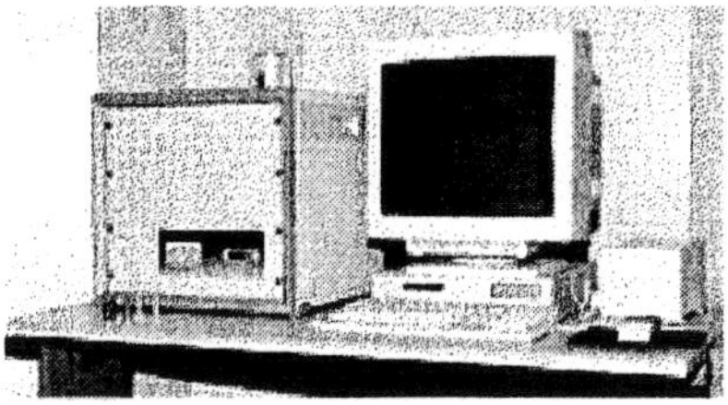

Abbildung 3: Ansicht des µCT Gerätes und des dazugehörigen Computers zur Bildanalyse, im Vordergrund links in gelb sind die benutzten Plastikbehälter.

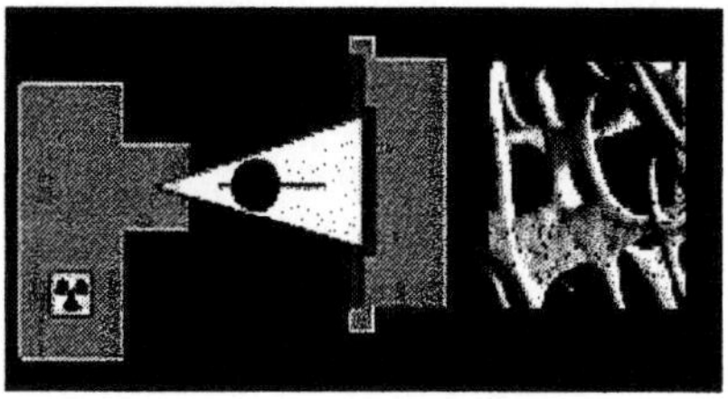

Abbildung 4: Schematische Darstellung eines Meßablaufs im µCT, der rote Kreis entspricht dem gescannten Objekt, die Röntgenstrahlung ist gelb und die rote Platte entspricht dem Detektor.

Um die metaphysäre Region am distalen Femurende zu evaluieren, wurde ein Micro-Computer Tomographie Gerät (µCT, SCANCO Medical, Bassersdorf, Switzerland) verwendet. Das µCT wurde ursprünglich für nicht-destruktive Messungen und Analysen von frischen chirurgischen Knochenbiopsien entwickelt. Das Gerät erlaubt die Beurteilung von zwei- und dreidimensionalen strukturellen Eigenschaften des Knochens. Es stellt eine kostengünstige Alternative zu aufwendigen histologischen Präparationen dar. Auch bleibt der Knochen für weitere Untersuchungsmethoden erhalten, wie z.B. die anschließende biomechanische Testung. Das verwendete Gerät ist ein Fächerstrahl-Tomograph. Als Quelle dient eine Microfokus-Röntgenröhre mit einem Brennpunkt von 10 µm, und als Detektor dient ein lineares CCD-Feld. Das Röntgenstrahlspektrum, welches am

Detektor mit Hilfe eines Szintillators in Licht umgewandelt wird, erlaubt, aufgrund des photoelektrischen Effekts, eine präzise Trennung von Knochenmark und Knochen. Projektionen können über 216° gescannt werden. Der Detektor mißt die Intensität der übermittelten Röntgenstrahlen. Das Signal wird digitalisiert an den Computer weitergeleitet. Mit Hilfe der Standard Biegungs-Rückprojektions-Prozedur mit einem Shepp und Logan Filter wird ein dreidimensionales Bild rekonstruiert. Unterschiedliche stereologische Parameter können analysiert werden. Die Benutzerin kann ein interessantes Meßvolumen auswählen, welches in 14x14x14 μm^3 Voxel im Standardmode dargestellt wird. Dreidimensionale stereologische Indizes werden entsprechend standardisierter histologischer Definitionen in der Praxis kalkuliert.

In der vorliegenden Studie wurde für das µCT aus den 15 Wochen alten Mäusen eine repräsentative Gruppe von je 5 mastzelldefizienten und 5 Kontrollgruppentieren ausgewählt, wobei der ca. 4,1 mm lange distale Anteil der Oberschenkelknochen jeder Gruppe untersucht wurde. Für die Messungen wurden die Femora in einem zylindrisch geformten Behälter plaziert, der mit einer axial ausgerichteten Linie markiert war. Dies erleichterte die exakte Repositionierung. Der Behälter war fest an einer Drehscheibe fixiert, die sich automatisch in kleinen Schritten in axialer Richtung verschieben ließ. Der Plexiglasbehälter wurde mit 0,9%iger Natriumchloridlösung gefüllt, um den Knochen während der Messung vor dem Austrocknen zu bewahren. Es wurden 275 Schichtbilder mit einer Dicke von 15 μm und einer hohen räumlichen Auflösung in der Bildebene von 28 μm erstellt. Zwei Meßregionen wurden zur Analyse ausgewählt (siehe Abbildungen 25-34 im Anhang). Der Mineralgehalt des Knochens (BMC), das Knochenvolumen (BV) und die Knochenoberfläche im Verhältnis zum Knochenvolumen (BS/BV) wurden für das gesamte distale Femur bestimmt. Um Informationen über dreidimensionale trabekuläre Mikroarchitektur der Oberschenkelknochen zu erhalten, wurde eine kugelförmige Region in der Metaphyse unmittelbar hinter der Wachstumsfuge ausgewählt. Es wurde in allen drei Ebenen (xy, xz, yz) sichergestellt, daß kein kortikaler Knochen in der Kugel enthalten war. Nur für den Kugelbereich wurden architektonische Parameter kalkuliert. Die volumetrische Knochendichte, die der Anzahl der Knochenvoxel pro totaler Voxelzahl in der gescannten Region (BV/TV) entspricht, und die Anzahl trabekulärer Platten (Tb.N) wurden direkt von den binären dreidimensionalen Bildern ermittelt. Von diesen primär binären Indizes wurden anschließend weitere abgeleitet, wie z.B. die Knochenoberflächendichte (BS/TV), die ein Maß für das Verhältnis von der Knochenoberfläche und dem Volumen des mineralisierten Knochens darstellt. Weiterhin wurde die trabekuläre Dicke (Tb.Th) und die trabekuläre Verknüpfung (Tb.Sp) ermittelt, die die mittlere Entfernung zwischen den trabekulären Platten beschreibt. Knochengewebe wurde mit Hilfe eines benutzerdefinierten Schwellwertes für die Dichte von Knochen isoliert. Die μCT

Knochendichte wurde durch Multiplikation der Knochenvolumendichte mit der Gewebedichte, welche als 1,789 mg/cm³ festgelegt wurde, ermittelt.

Um Bildgeräusche zu unterdrücken, wurde ein sogenannter dreidimensionaler Gauß-Filter benutzt. Die Trennung des Knochengewebes von Knochenmark und Flüssigkeit wurde durch eine Schwellenwertprozedur erreicht. Zur Kalkulation der beschriebenen Quantitäten wurden Gleichungen benutzt, die den trabekulären Knochen als Plattenmodell sehen (Müller und Rügsegger 1997). Um eine dreieckige Oberflächenrepräsentation zu erreichen, wurde ein ausgedehnter „marching cubes"-Algorithmus benutzt (Müller et al. 1994).

Zur vergleichenden Beurteilung der Diaphyse im pQCT und µCT wurden im µCT 20 Schnittbilder mit einer Schichtdicke von 17 µm an der kortikalen Schaftmitte gescannt. Dies diente der Beurteilung der Parameter Knochenumfang, Knochenquerschnittsfläche, Knochenmineralgehalt und des Parameters kortikale Dicke, der im pQCT aufgrund der limitierten Auflösung nicht beurteilbar gewesen war. Außerdem wurde das Verhältnis von Knochenoberfläche zu Knochenvolumen ermittelt.

2.5 *Drei-Punkt-Biegetest der Diaphyse*

Eine wichtige Voraussetzung zur präzisen quantitativen Bestimmung der Versagenslast von kleinen Knochen ist eine sensitive Lastzelle, welche sehr kleine Bruchlasten erfassen kann. Die Bandbreite der aus Literaturquellen ermittelten und in einer durchgeführten Pilotstudie gemessenen maximalen Bruchlasten lag zwischen 8 und 24 Newton (Hiltunen et al. 1993). Daraufhin wurde eine 12 Pfund Lastzelle ausgewählt, die vor jedem Testdurchgang kalibriert wurde. Mit einer Wasserwaage wurde die waagrechte Ausrichtung des Versuchsaufbaus überprüft. Weiterhin war es wichtig, festzustellen, ob der obere und die beiden unteren Träger der maßgefertigten Versuchsapparatur parallel zueinander standen, um genau gleich breite Momente zu gewährleisten. Um die maximale Distanz zwischen den beiden Trägern des Knochens zu ermitteln, mußte die flache Oberfläche des kleinsten zur Verfügung stehenden Knochens ermittelt werden. Die Spannweite zwischen den beiden unteren Trägern betrug 8,5 mm. Die Breite des oberen abgerundeten Trägers entsprach 2,5 mm.

Um eine Aussage über akkuraten und präzisen Versuchsaufbau zu machen, wurden zuerst mit dem Knochendurchmesser und der Knochenlänge vergleichbare Plexiglasstäbe einem Drei-Punkt-Bruch Test unterzogen. Es wurden 15 kreisförmige, hohle Plexiglasstäbe verwendet und der Variationskoeffizient für die maximale Bruchlast ermittelt. Im Anschluß wurde der aus der Literatur bekannte Wert mit dem im Experiment erhaltenen Wert verglichen. Hierfür wurden die Variationskoeffizienten ermittelt, indem die Standardabweichung durch den Mittelwert geteilt und mit 100 multipliziert wurde. Ziel war es, eine Variation unter 5% zu erreichen.

Um Informationen über die mechanischen Eigenschaften des Knochens zu erhalten, wurden alle Präparate in Schaftmitte bis zur Fraktur des Knochens belastet. Unter Verwendung einer „Texture Analyzer TA.XT2" Maschine (Stable Micro Systems, Surrey, England) wurden die Femora einem Drei-Punkt-Bruchtest unterzogen (siehe Abbildungen 5-6). Hierbei wird der Knochen auf 2 Stützen plaziert und von oben mit einer am Unterrand abgerundeten Platte mit Gewicht belastet. Die Abrundung ist wichtig, um eine gleichmäßige Kraftübertragung auf den ganzen Knochen zu gewährleisten. Vor der Durchführung der Tests wurde festgestellt, ob die nach unten zeigende Oberfläche der Oberschenkelknochen gut den beiden Trägern aufsitzt, ohne zu wackeln. Die Lagerung auf der dorsalen Knochenseite unterhalb der Kondylen und proximal unterhalb des Femurkopfes war stabil genug, so daß ein Einbetten der Knochenenden nicht notwendig wurde. Bis zum Testvorgang wurden die Femora bei -20^{0}C gefroren aufbewahrt. Vor der Durchführung des Testes wurden sie auf Zimmertemperatur aufgetaut und weiterhin mit 0,9%iger Natriumchloridlösung feucht gehalten, um durch Austrocknen eine Veränderung der Brucheigenschaften zu vermeiden. Alle

Knochen wurden nach Markierung des Mittelpunktes in gleicher Weise auf den beiden unteren Trägern plaziert. Um eine identische Positionierung der jeweiligen Femora zu gewährleisten, wurde Permoplast Plastilin verwendet. Dieses war fest genug, um dem nachfolgenden Knochen eine Kontur gleich einer Schablone zu bieten, aber auch weich genug, um einen zusätzlichen Kraftvektor von den Seiten zu verhindern. Die Belastung der Knochen fand senkrecht zur Längsachse am markierten Mittelpunkt statt. Die Dehnungsgeschwindigkeit betrug 0,1 mm/s mit einer maximalen Amplitude von 2,5 mm. Die Oberschenkelknochen wurden auf den beiden Stützen, die mit einer Distanz von 8,5 mm voneinander getrennt waren, plaziert. Dabei wurde, wie oben beschrieben, für einen exakt gleichen Abstand der beiden Momente gesorgt. Die Verformung des Knochens nach Belastung und die absolute Zahl der zum Belasten verwendeten Newton wurde in einer Datei in graphischer und numerischer Form gespeichert. Die Analyse erfolgte mittels adaptierter Software. Graphisch wurde der Umschlagpunkt, d.h. der Punkt, an dem bei maximaler Belastung der Knochen der externen Kraft nicht mehr widerstehen konnte und zerbrach, ermittelt. An der x-Achse konnte der Grad der Deformierung und an der y-Achse die Höhe der aufgebrachten Last abgelesen werden. Die Steigung entsprach der Steifigkeit des getesteten Materials.

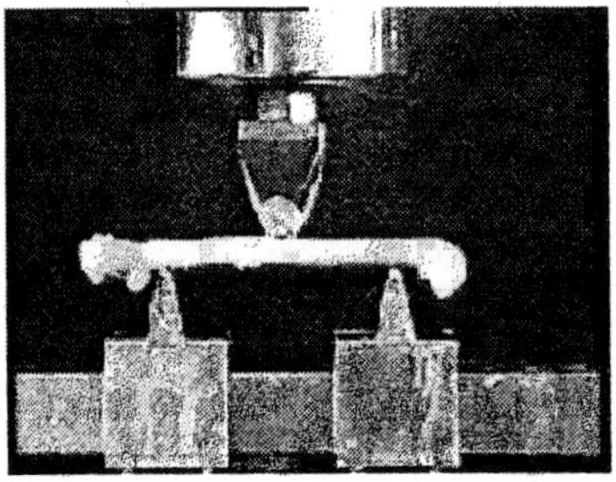

Abbildung 5: schematische Darstellung des Versuchsaufbaus und der Lagerung des Knochens bzw. der Richtung der Kraftausübung

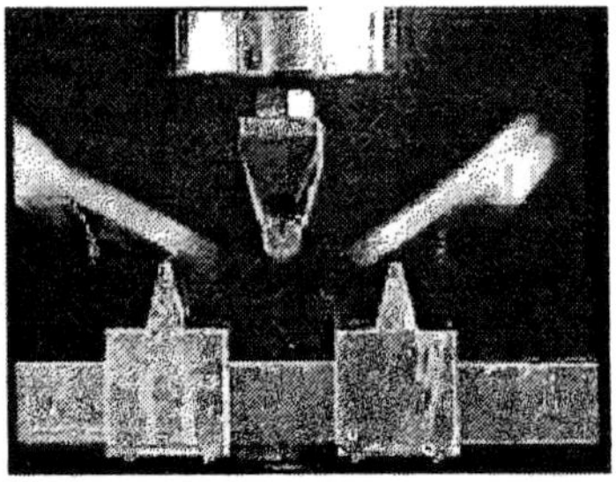

Abbildung 6: Knochenfraktur nach Überschreiten der Widerstandsgrenze

2.6 Statistische Analyse

Für jeden gemessenen Parameter wurde eine ANOVA-Multivarianzanalyse durchgeführt. Hierbei entsprach Faktor eins dem Alter (8, 15, 20 Wochen und 10 Tiere pro Gruppe). Faktor zwei stand für die c-kit Rezeptor abhängige Mastzelldefizienz (+/+ und W/W^v). Die Multivarianzanalyse ermöglichte die Beurteilung zweier gleichberechtigter Faktoren unter Berücksichtigung eines eventuellen Einflusses der beiden Faktoren aufeinander neben dem eigentlich gemessenen Effekt jedes Faktors für sich. Die Daten wurden in Mittelwert ± Standardabweichung und für den Gesamtdatenbereich angeben. Weiterhin wurde die prozentuale Differenz der mastzelldefizienten Versuchstiere im Vergleich zur kongenital normalen Kontrollgruppe errechnet und zusammen mit dem Signifikanzlevel in Klammern dem Gruppenvergleich beigefügt.

Die zuerst durchgeführte ANOVA-Mulitvarianzanalyse zeigte bei allen untersuchten Parametern *keine Interaktionen* zwischen den zwei Faktoren Alter und c-kit Rezeptordefekt mit Mastzelldefizienz. Das *Alter spielte als Faktor keine Rolle* bei 7 von 9 Parametern. Die evaluierten Parameter änderten sich im untersuchten Zeitraum (8-20 Wochen) nicht altersabhängig. Daher konnte die weitere statistische Analyse der ursprünglich in den drei Altersgruppen 8, 15 und 20 Wochen ausgesuchten Versuchstiere für den grundsätzlichen Vergleich c-kit Rezeptorinsuffizienz abhängige mastzelldefiziente experimentelle Gruppe zu mastzellkompetenter Kontrollgruppe zusammengefaßt werden. Hierfür wurde die statistische Methode Students t-Tests verwendet. Der zu evaluierende Unterscheidungsfaktor war hierbei der c-kit Rezetordefekt mit Mastzelldefizienz und die signifikanten Unterschiede zwischen den Gruppen. In den Graphen wurden die Ergebnisse in den ursprünglich gewählten Altersgruppen und in der Zusammenfassung aller Werte für die experimentelle im Vergleich zur Kontrollgruppe dargestellt.

Da die für das µCT ausgewählte Gruppe von vornherein nur einem Alterskollektiv abstammte (15 Wochen alte Tiere, je 5 pro Gruppe), wurden die Unterschiede zwischen mastzelldefizienten Mäusen und mastzellkompetenten Kontrolltieren mit Hilfe eines zweiseitigen Students t-Test unter Annahme ungleicher Varianzen festgestellt. Unterschiede wurden für signifikant gehalten, wenn $p<0,05$ ausfiel.

3 Ergebnisse

3.1 *Altersabhängigkeit der untersuchten Parameter*

Die ANOVA Multivarianzanalyse zeigte bei allen untersuchten Parametern *keine Interaktionen* zwischen den beiden Faktoren Alter und c-kit Rezeptordefekt mit resultierender Mastzelldefizienz. Der Faktor *Alter war* bei 7 von 9 Parametern (Tabelle 1) *nicht signifikant*. Für den untersuchten Zeitraum (8-20 Wochen) konnte kein Trend für eine altersabhängige Entwicklung der beurteilten Parameter aufgezeigt werden. Daher wurde die weitergehende statistische Analyse der in drei Altersgruppen ausgesuchten Mäuse für den Vergleich c-kit Rezeptor defekte und mastzelldefiziente experimentelle Gruppe zu mastzellkompetenter Kontrollgruppe zusammengefaßt. Hierfür wurde die statistische Methode Students t-Tests verwendet. Der zu evaluierende Unterscheidungsfaktor war hierbei die Mastzelldefizienz und die daraus entstehenden signifikanten Unterschiede zwischen den Gruppen.

METHODE	Parameter	Differenz in (%)	Faktor 1 = Alter	Faktor 2 = Defizienz	Inter-aktion
Waage und Schublehre	Femurgewicht (mg)	-15,4%	N.S.	***	N.S.
	Femurlänge (mm)	-1,7%	***	*	N.S.
	APD (mm)	-13,4%	N.S.	***	N.S.
	MLD (mm)	-13,3%	N.S.	***	N.S.
pQCT	CBMD (mg/cm3)	0,7%	*	N.S.	N.S.
	CBMC (mg)	-17,5%	N.S.	***	N.S.
	CBA (mm2)	-17,6%	N.S.	***	N.S.
	I (mm4)	-39,2%	N.S.	***	N.S.
Bruchtest	Versagenslast (N)	-19,8%	N.S.	***	N.S.

Tabelle 1: Ergebnisse der ANOVA-Mulitvarianzanalyse:
APD = anterio-posteriorer und MLD = medio-lateraler Durchmesser, CBMD = kortikale Knochendichte, CBMC = kortikaler Mineralgehalt, CBA = kortikale Querschnittsfläche, I = polares Trägheitsmoment, N.S. = nicht signifikant, * = p<0,05, *** = p<0,005

3.2 Morphometrische Parameter

3.2.1 Femurgewicht

Das Gewicht des gesamten Femurs (siehe Abbildung 7) der c-kit Rezeptor insuffizienten und dadurch mastzelldefizienten Mäuse lag in einer Spannbreite von 55,1 mg bis 76,9 mg, mit einem Mittelwert von 66,2 mg und Standardabweichung von 4,56 mg. Die Kontrolltiere waren mit 78,24 mg ± 10,53 mg (Spannbreite: 53,0 mg – 92,5 mg) signifikant schwerer (-15,4%, p<0,001). Die Mulitvarianzanalyse für das Femurgesamtgewicht ergab signifikante Unterschiede für den Vergleich Kontrollgruppe zu experimenteller Gruppe, dabei war keine Interaktion zwischen den beiden Faktoren Alter und Defizienz (p-Wert =0,31) und keine Altersabhängigkeit (p =0,62) erkennbar.

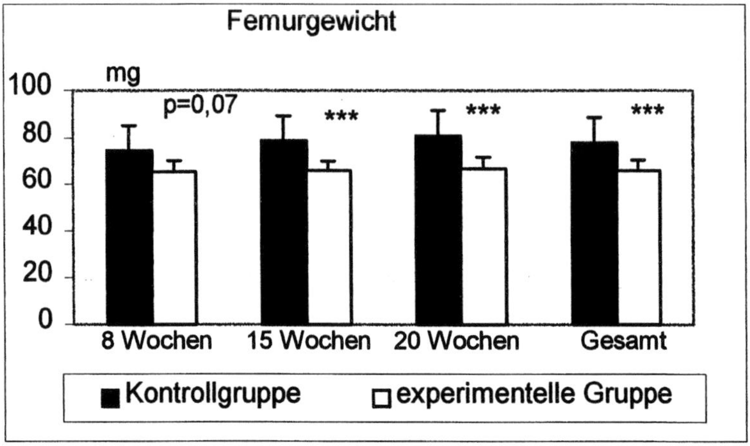

Abbildung 7: Femurgewicht in den einzelnen Altersgruppen und in allen Gruppen zusammengefaßt mit Ergebnissen der Students t-Tests innerhalb einer Gruppe, *** = p<0,005

3.2.2 Femurlänge

Die Gesamtlänge des Femurs (siehe Abbildung 8) der mastzelldefizienten Mäuse lag bei einem Mittelwert von 14,8 mm ± 0,36 mm (Min: 13,9 mm, Max: 15,6 mm). Es existierte kein signifikanter Unterschied zur Kontrollgruppe (-1,7%, p=0,08), die für die Femurlänge einen Mittelwert von 15,05 mm ± 0,69 mm aufwies (Min: 13,0 mm, Max: 16,0 mm). Die Multivarianzanalyse der Femurlänge war sowohl abhängig vom Alter (p<0,005) als auch von dem Faktor c-kit Rezeptorinsuffizienz (p=0,047). Es bestand keine Interaktion zwischen den beiden untersuchten Faktoren (p=0,35).

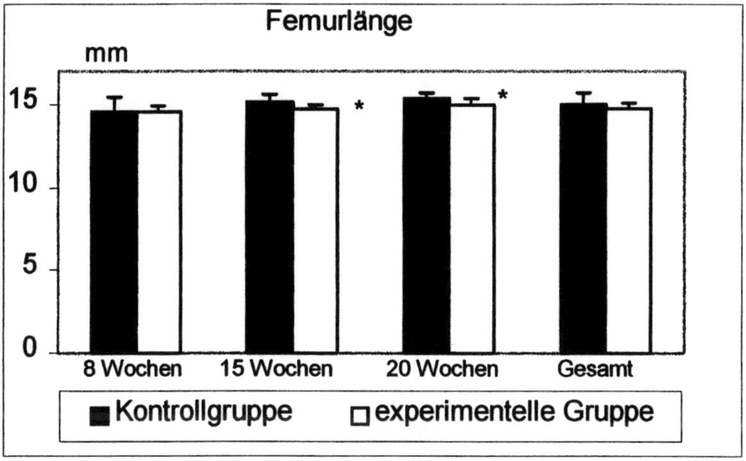

Abbildung 8: Femurlänge in den einzelnen Altersgruppen und in allen Gruppen zusammengefaßt mit Ergebnissen der Students t-Tests innerhalb einer Gruppe, * = p<0,05

3.2.3 Anterio-posteriorer Durchmesser des Femurs an der Schaftmitte

Der anterio-posteriore Durchmesser der Femora der beiden verglichenen Gruppen (siehe Abbildung 9) war signifikant unterschiedlich. Die gemessenen Werte für die c-kit Rezeptor defekten W/W^v-Mäuse waren bei einem Mittelwert von 1,19 mm ± 0,06 mm (Min: 1,12 mm, Max: 1,41 mm) signifikant schmaler als jene der +/+-Mäuse, die einen Mittelwert von 1,37 mm ± 0,09 mm (Max: 1,2 mm, Min: 1,48 mm) aufwiesen (-13,4%, p<0,001). Die Multivarianzanalyse des anterio-posterioren Durchmessers ergab eine Abhängigkeit vom c-kit Rezeptordefekt der Tiere (p<0,001), aber keine Abhängigkeit vom Alter der Tiere (p=0,41) und keine Interaktion der Faktoren (p=0,83).

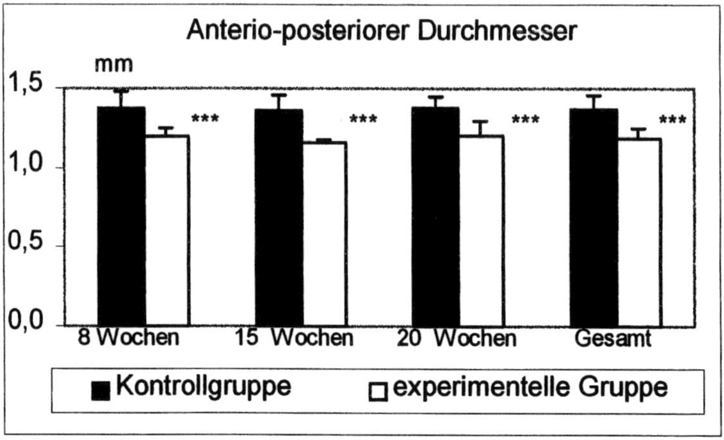

Abbildung 9: Antero-posteriorer Durchmesser in den einzelnen Altersgruppen und in allen Gruppen zusammengefaßt mit Ergebnissen der Students t-Tests innerhalb einer Gruppe, *** = p<0,005

3.2.4 Medio-lateraler Durchmesser des Femurs an der Schaftmitte

Der medio-laterale Durchmesser am mittleren Schaft der Femora der experimentellen Gruppe war signifikant kleiner im Vergleich zur Kontrollgruppe (siehe Abbildung 10). W/W^{v}-Mäuse hatten einem Mittelwert von 1,6 mm ± 0,06 mm (Min: 1,50 mm, Max: 1,69 mm). Die Kontrollgruppe lag bei einem Mittelwert von 1,84 mm ± 0,13 mm (Min: 1,58 mm, Max: 1,99 mm, Differenz = -13,29%, p<0,001). Die Multivarianzanalyse des medio-lateralen Durchmessers zeigte deutliche Abhängigkeit von dem c-kit Rezeptordefekt mit Mastzelldefizienz (p<0,001). Das Alter spielte keine Rolle (p=0,22). Auch gab es keine Interaktion zwischen den beiden Faktoren (p=0,33).

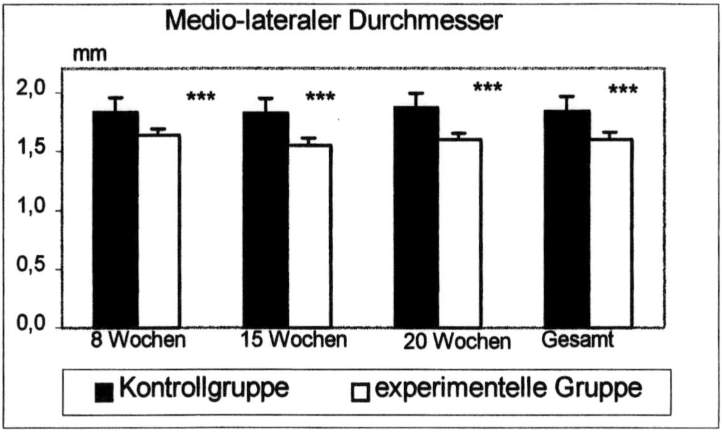

Abbildung 10: Medio-lateraler Durchmesser in den einzelnen Altersgruppen und in allen Gruppen zusammengefaßt mit Ergebnissen der Students t-Tests innerhalb einer Gruppe, *** = $p<0,005$

3.3 Periphere quantitative Computer Tomographie (pQCT)

3.3.1 Geometrische Parameter

3.3.1.1 Kortikale Querschnittsfläche an der Schaftmitte

Geometrische Parameter waren signifikant unterschiedlich in den beiden Genotypen. Die Mäuse der experimentellen Gruppe hatten eine signifikant kleinere kortikale Querschnittsfläche am mittleren Schaft (siehe Abbildung 11). Die Werte für W/W^v lagen bei einen Mittelwert von 1,45 mm² ± 0,11 mm² (Min: 1,26 mm², Max: 1,65 mm²). Der Mittelwert für die kortikale Fläche am mittleren Schaft der Kontrollmäuse wies einen Mittelwert von 1,76 mm² ± 0,25 mm² auf (Min: 1,18 mm², Max: 2,11 mm², Differenz: -17,6%, $p<0,001$). Der Parameter kortikale Querschnittsfläche zeigte eine hohe Abhängigkeit von dem c-kit Rezeptordefekt ($p<0,001$). Jedoch konnte keine Altersabhängigkeit der Ergebnisse festgestellt werden ($p = 0,53$). Es bestand keine Wechselwirkung zwischen den beiden Faktoren Alter und Defizienz ($p = 0,52$).

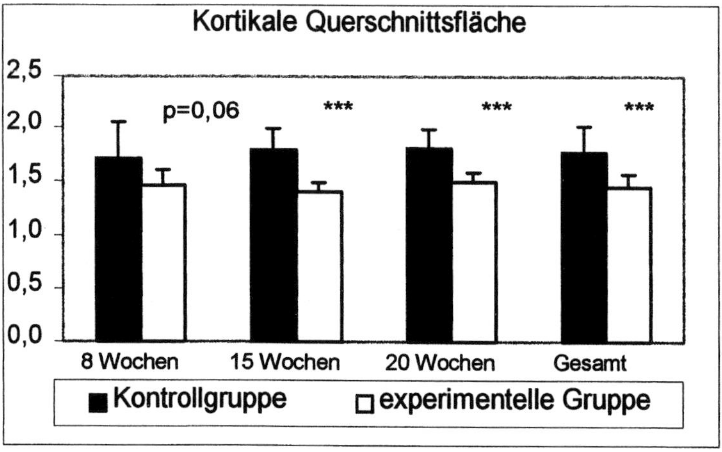

Abbildung 11: Kortikale Querschnittsfläche in den einzelnen Altersgruppen und in allen Gruppen zusammengefaßt mit Ergebnissen der Students t-Tests innerhalb einer Gruppe, *** = $p<0,005$

3.3.1.2 Polares Trägheitsmoment an der Schaftmitte

Signifikante Unterschiede zeigte auch die Verteilung des Knochenmaterials um den Schwerpunkt, das polare Trägheitsmoment, ermittelt mit pQCT am mittleren Schaft des Oberschenkels (siehe Abbildung 12). Die mastzelldefiziente Gruppe hatte einen deutlich reduzierten Umfang bei einem Mittelwert von 0,63 $mm^4 \pm 0,1\ mm^4$ (Min: 0,48 mm^4, Max: 0,86 mm^4). Der Mittelwert der Altersgenossen mit intaktem c-kit Rezeptor lag bei 1,04 $mm^4 \pm 0,24\ mm^4$ (Min: 0,58 mm^4, Max: 1,37 mm^4, Differenz = -39,2%, p<0,001).

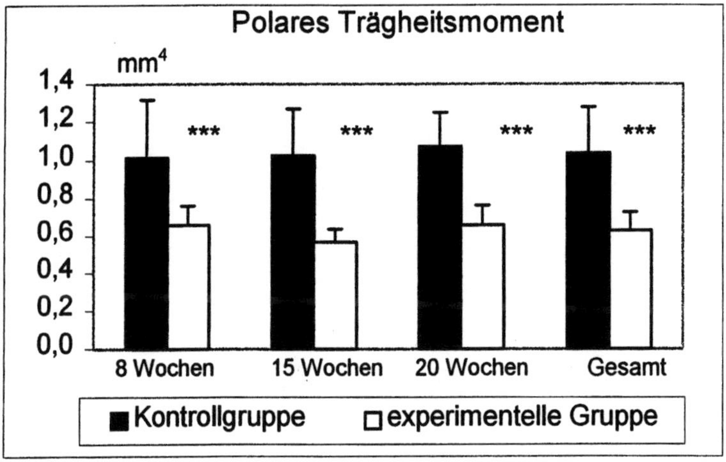

Abbildung 12: Polares Trägheitsmoment in den einzelnen Altersgruppen und in allen Gruppen zusammengefaßt mit Ergebnissen der Students t-Tests innerhalb einer Gruppe, *** = p<0,005

3.3.2 Densitometrische Parameter

3.3.2.1 Kortikale Knochendichte an der Schaftmitte

In allen drei Altersgruppen konnte kein signifikanter Unterschied in der Knochendichte, d.h. der Verteilung des Mineralgehalts des Materials in einem definierten Volumen, ermittelt werden (siehe Abbildung 13). Die c-kit Rezeptor isuffiziente Gruppe wies einen Mittelwert von 715,13 $mg/cm^3 \pm 35,4\ mg/cm^3$ auf (Min: 631,5 mg/cm^3, Max: 784,8 mg/cm^3). Der Mittelwert der gesunden Kontrollgruppe lag bei 710,02 $mg/cm^3 \pm$ 50,01 mg/cm^3 (Min: 580,0 mg/cm^3, Max: 782,8 mg/cm^3, Differenz=0,72%, p=0,65). Die Mulitvarianzanalyse zeigte

Altersabhängigkeit der kortikalen Knochendichte ($p<0,05$). Hier spielte die Mastzelldefizienz als Faktor keine Rolle ($p=0,63$). Es war keine Interaktion der Faktoren erkennbar ($p=0,55$).

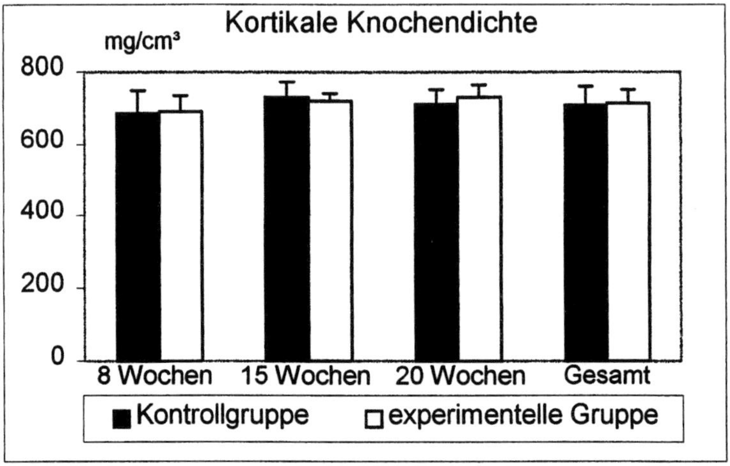

Abbildung 13: Kortikale Knochendichte in den einzelnen Altersgruppen und in allen Gruppen zusammengefaßt mit Ergebnissen der Students t-Tests innerhalb einer Gruppe.

3.3.2.2 Kortikaler Mineralgehalt des Knochens an der Schaftmitte

C-kit Rezeptor- und mastzelldefiziente Mäuse hatten signifikant weniger kortikalen Mineralgehalt (siehe Abbildung 14) an der Schaftmitte des Femurs (-17,5%, $p< 0,001$). Die W/W^v-Mäuse wiesen einen Mittelwert von 1,04 mg/cm² ± 0,11 mg/cm² auf (Min: 0,8 mg/cm², Max: 1,31 mg/cm²). Der Mittelwert der gesunden Kontrollgruppe betrug 1,26 mg/cm² ± 0,24 mg/cm² (Min: 0,7 mg/cm², Max: 1,54 mg/cm²). Die statistische Auswertung der beiden Faktoren Alter und Mastzelldefizienz ergab keine Interaktion zwischen den beiden

Faktoren (p=0,52). Das Alter war kein einflußnehmender Faktor für den gemessenen signifikanten Unterschied der beiden Gruppen (p=0,33). Die c-kit Rezeptorinsuffizienz allein war für die Differenz der Gruppen im Mineralgehalt verantwortlich (p<0,001).

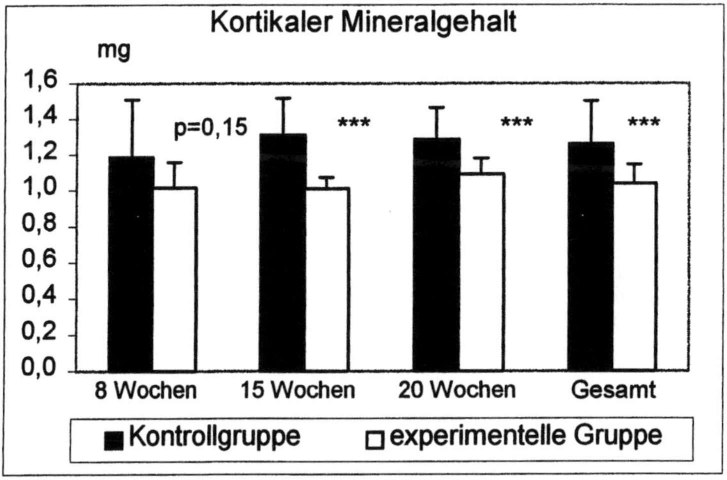

Abbildung 14: Kortikaler Mineralgehalt in den einzelnen Altersgruppen und in allen Gruppen zusammengefaßt mit Ergebnissen der Students t-Tests innerhalb einer Gruppe, *** = p<0,005

3.3.3 Korrelation zwischen Knochendichte und Mineralgehalt im pQCT

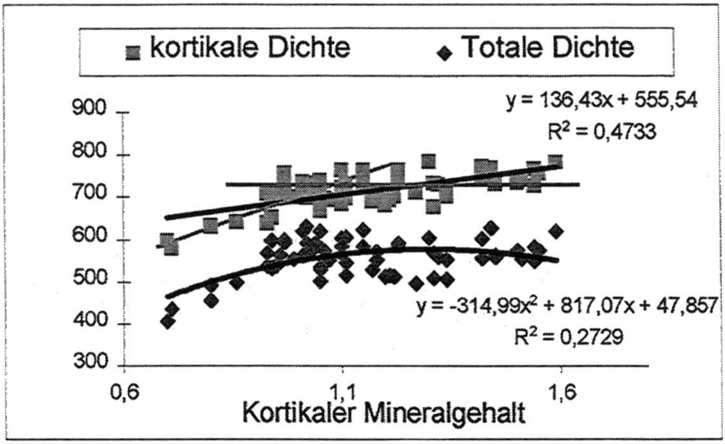

Abbildung 15: Korrelation zwischen kortikalem Mineralgehalt und der kortikalen bzw. der totalen Knochendichte, ermittelt mit pQCT. Die Datenpunkte entsprechen dem gesamten Kollektiv, d.h. experimentelle und Kontrollgruppe zusammengefaßt.

Abbildung 15 zeigt die Korrelation zwischen kortikaler (quadratische Punkte) und totaler Dichte (rautenförmige Punkte mit polygonaler Trendlinie) am mittleren Femurschaft, auf der y-Achse aufgetragen, und dem kortikalen Mineralgehalt des Knochens, an der x-Achse abzulesen. Der partielle Volumeneffekt spielt bei kleineren Tieren mit weniger Knochenmineralgehalt eine größere Rolle. Wenn die lineare Trennlinie für den kortikalen Knochenmineralgehalt (CBMC) in eine Gruppe von Tieren mit höherem CBMC und niedrigerem CBMC aufgeteilt wird, dann besteht offensichtlich keine Korrelation mehr zwischen Dichte und Knochenmineralgehalt bei den Tieren mit höherem CBMC (siehe grüne Korrelationslinie). Bei dieser Aussage wurde die Gruppe mit den sogenannten Ausreißern nach unten (siehe braune Korrelationslinie) vernachlässigt.

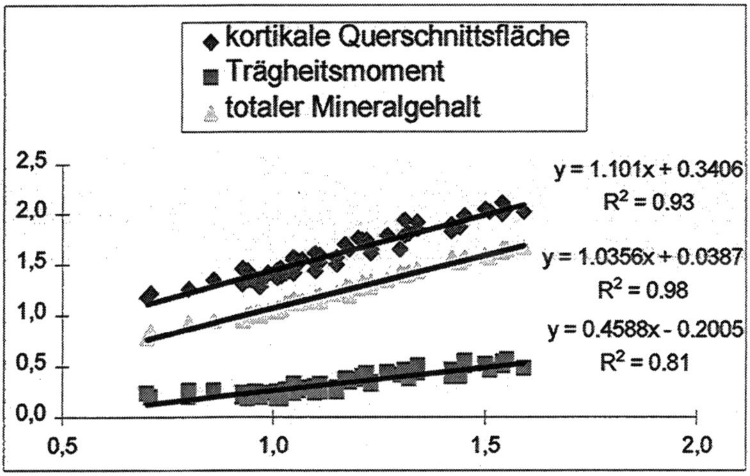

Abbildung 16: Korrelation zwischen kortikalem Mineralgehalt (x-Achse) und der kortikalen Querschnittsfläche, dem Trägheitsmoment, und dem totalen Mineralgehalt; die Datenpunkte entsprechen dem gesamten Kollektiv, d.h. experimentelle und Kontrollgruppe zusammengefaßt.

Die hohe Korrelation der Parameter kortikale Querschnittsfläche und totaler Mineralgehalt mit dem kortikalen Mineralgehalt zeigt, daß die Analyse der einzelnen Parameter interdependent ist.

Korrelation	R^2	Gleichung
pQCT CBMC- pQCT CBMD	0,047	Y=136,43x+555,54
pQCT CBMC- pQCT TBMD	0,27	$Y=-314{,}99x^2+817{,}07x+47{,}857$
pQCT CBMC- pQCT CBA	0,93	Y=1,101x+0,3406
pQCT CBMC- pQCT pol I	0,81	Y=0,4588x-0,2005
pQCT CBMC- pQCT TBMC	0,98	Y=1,0356x+0,0387

Tabelle 2: Absolute Werte für R^2 und die Y-Gleichung für die Korrelationen zwischen kortikalem Knochenmineralgehalt (CBMC) und kortikaler Knochendichte (CBMD), totaler Knochendichte (TBMD), kortikaler Querschnittsfläche (CBMA), polaremTrägheitsmoment (pol I) und totalem Knochenmineralgehalt (TBMC).

3.4 Micro-Computer Tomographie (µCT)

3.4.1 Analyse des gesamten distalen Femurs

Sowohl der Mineralgehalt des Knochens (BMC) als auch das Knochenvolumen (BV) waren signifikant unterschiedlich in den beiden verglichenen Gruppen (siehe Tabelle 3). Mastzelldefiziente Mäuse hatten eine um 20,3% niedrigere BMC und BV im Verhältnis zur Kontrollgruppe. Die Knochenoberfläche im Verhältnis zum Knochenvolumen (="Knochenoberflächendichte", BS/BV) ergab keine Signifikanz zwischen den beiden untersuchten Gruppen. Der Unterschied in Prozent betrug +7,8% bezogen auf die Kontrollgruppe als Normwert.

	W/W^v	+/+	Diff. in %	p-Werte
BV (mm^3)	7.4±0.6	9.3±1.4	-20.5	*
BMC (g)	13.2±1.0	16.6±2.5	-20.5	*
BS/BV (mm^2/mm^3)	14.1±1.0	13.2±2.4	7.8	N.S.

Tabelle 3: Strukturelle Knochenparameter, ermittelt für das gesamte distale Femur mittels µCT-Messungen:
Die Werte werden beschrieben als Mittelwert ± Standardabweichung. Diff. = Differenz, BV = Knochenvolumen, BMC = Mineralgehalt des Knochens, BS/BV = Knochenoberfläche pro Knochenvolumen, N.S. = nicht signifikant, * = $p<0,05$.

3.4.2 Analyse der Masse und der Mikrostruktur des trabekulären Knochens in der Metaphyse

Bei der morphometrischen Analyse des trabekulären Volumens in der kugelförmigen ausgewählten Region fiel ein signifikant niedrigeres trabekuläres Volumen (TV) der c-kit und mastzelldefizienten Mäuse auf. Im Vergleich zu den mastzellkompetenten Kontrolltieren war das Volumen 27,1% kleiner (1,37 mm^3 ± 0,09 mm^3 zu 1,88 mm^3 ± 0,11 mm^3, $p<0,001$). Morphometrische Indizes wie Anzahl der trabekulären Platten (=Tb.N., +21,4%), Dicke der Trabekel (=Tb.Th, -4,1%) und die Verknüpfung der Trabekel (=Tb.Sp., -24,1%) wiesen keine signifikanten Unterschiede zwischen den 5 experimentellen Tieren im Vergleich zu den 5 Kontrolltieren auf.

	W/W^v	+/+	Diff. in %	p-Wert
Trab. Vol. in ROI (mm^3)	1.37±0.09	1.88±0.11	-27.1	***
Tb.N. (1/mm)	5.84±0.94	4.81±1.16	+21.4	N.S.
Tb.Th. (mm)	0.05±0.01	0.05±0.02	-4.1	N.S.
Tb.Sp (mm)	0.13±0.04	0.17±0.07	-24.1	N.S.

Tabelle 4: Strukturelle Knochenparameter ermittelt für die Region des Interesses durch µCT-Messungen:
Diff. = Differenz, Trab.Vol. = Trabekuläres Volumen, ROI = Region des Interesses, Tb.N. = Anzahl der Trabekel, Tb.Th. = Trabekuläre Dicke, Tb.Sp. = Trabekuläre Verknüpfung, N.S. = nicht signifikant,
*** = p<0,005.

3.4.3 Analyse der Knochenmasse und -geometrie an der Schaftmitte

Es konnte ein deutlicher Unterschied im Knochenumfang der beiden Gruppen festgestellt werden (-17,8%, p<0,001). Allerdings zeigte der Vergleich der 5 W/W^v-Mäuse mit ihren 5 c-kit-kompetenten Artgenossen keine Unterschiede in der kortikalen Dicke an der Schaftmitte (-0,72%, p=0,88). Der Mineralgehalt (-19,6%, p<0,05) und die Oberfläche des Knochens (-19,6%, p<0,05) waren deutlich verschieden in den beiden untersuchten Gruppen. Die Knochenoberfläche im Verhältnis zum Knochenvolumen war für beide Gruppen vergleichbar (-1,07%, BS/BV: p=0,85).

	Knochen-fläche [mm²]	Knochen-umfang [mm]	BS/BV [mm²/mm³]	BMC [mg]	kort. Dicke [mm]
Kontrollgruppe	0,93	9,96	12,86	0,51	0,18
	0,68	9,09	15,95	0,38	0,15
	0,91	9,03	11,93	0,50	0,19
	0,75	8,95	14,29	0,41	0,17
	0,98	10,31	12,67	0,54	0,18
Mittelwert	0,85	9,47	13,54	0,47	0,17
Differenz in %	-19,59	-17,79	1,071	-19,59	-0,72
Experimentelle Gruppe	0,71	7,94	13,45	0,39	0,17
	0,64	7,44	14,04	0,35	0,17
	0,71	7,68	13,07	0,39	0,18
	0,72	8,01	13,53	0,39	0,17
	0,65	7,77	14,33	0,36	0,17
Mittelwert	0,68	7,79	13,68	0,37	0,17
T-Test	0,04	0,002	0,85	0,04	0,88

Tabelle 5: Kortikale Dicke, Knochenumfang, Knochenfläche, Knochenmineralgehalt (BMC) und Knochenoberfläche im Verhältnis zum Knochenvolumen (BS/BV), ermittelt am mittleren Schaft mit μCT

3.4.4 Korrelation zwischen pQCT und μCT-Parametern

Die Werte für den kortikalen Mineralgehalt (CBMC) der μCT-Versuchstiere wurden mit den im pQCT ermittelten CBMC-Werten für die gleiche Gruppe verglichen. Der sehr hohe R^2 zeigte eine hohe Übereinstimmung der mit beiden bildgebenden Verfahren ermittelten Werten für kortikalen Mineralgehalt am mittleren Femurschaft.

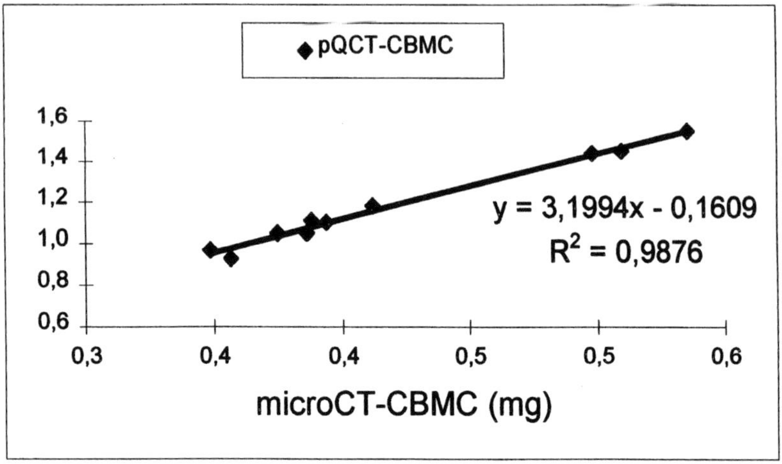

Abbildung 17: Korrelation zwischen µCT–kortikalem Knochenmineralgehalt (CBMC) und der für die gleichen Versuchstiere im pQCT ermittelten CBMC-Werte.

Der Vergleich der Flächenwerte für den kortikalen Knochen an der Schaftmitte, ermittelt mit den beiden bildgebenden Verfahren pQCT und µCT, zeigte eine hohe Übereinstimmung (siehe Abbildung 18). Da der trabekuläre Knochen im pQCT bei der hier zur Verfügung stehenden Auflösung weniger genau erfaßt wird, ist der Wertevergleich für die totale Querschnittsfläche weniger aussagekräftig.

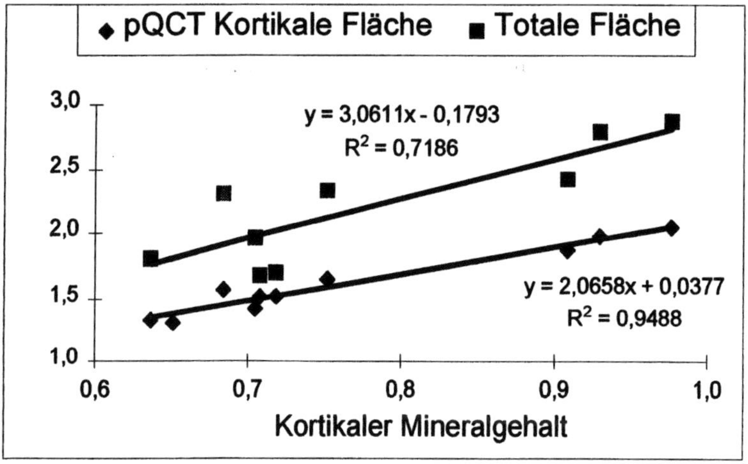

Abbildung 18: Vergleich der Flächenwerte an der Schaftmitte, die mit pQCT und mit μCT ermittelt wurden.

Korrelation	**R^2**	**Gleichung**
μCT CBMC – pQCT CBMC	0,99	Y=3,1994x-0,1609
μCT TBA - pQCT TBA	0,72	Y=3,0611x-0,1793
μCT CBA – pQCT CBA	0,95	Y=2,0658x+0,0377

Tabelle 6: R^2-Werte und Gleichungen für den kortikalen Knochenmineralgehalt (CBMC), für die totale (TBA) und die kortikale Knochenquerschnittsfläche (CBA), ermittelt mit den beiden bildgebenden Verfahren μCT und pQCT.

3.5 Biomechanischer Test zur Beurteilung der Bruchfestigkeit

3.5.1 Versagenslast

Die Versagenslasten, die bei dem Drei-Punkt-Bruchtest der Femora der Versuchstiere ermittelt wurden, waren signifikant niedriger (siehe Abbildung 19). Eine Normalisierung der Werte auf das jeweilige Femurgewicht führte zur Aufhebung der zuvor signifikanten Unterschiede zwischen den Gruppen (normalisierte Werte in Klammern beigefügt). Die Knochen der mastzelldefizienten Mäuse brachen unter einer niedrigeren Last. Die Werte lagen zwischen 10,3 N und 20,8 N. Der Mittelwert betrug 15,0 N ± 2,4 N Standardabweichung (0,226 N/mg ± 0,028 N/mg). Die Kontrollgruppenwerte für die maximale Versagenslast lagen im Bereich zwischen 9 N und 26,6 N (0,159 N/mg – 0,285 N/mg). Der Mittelwert betrug 18,7 N ± 4,4 N (0,237 N/mg ± 0,036 N/mg). Der nicht normalisierte Gruppenvergleich zeigte eine Differenz von –19,8% mit einen p-Wert von p<0,001 (-4,5%, p=0,21).

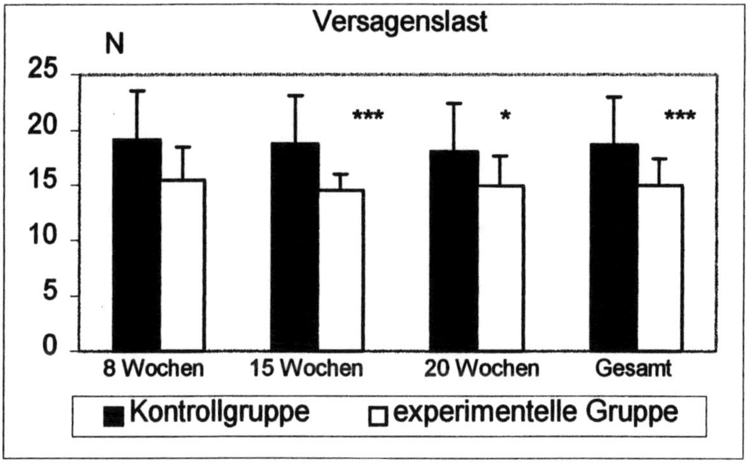

Abbildung 19: Versagenslast in den einzelnen Altersgruppen und in allen Gruppen zusammengefaßt mit Ergebnissen der Students t-Tests innerhalb einer Gruppe, * = p<0,05, *** = p<0,005

3.5.2 Vorhersagbarkeit des Bruchtestes anhand von pQCT Parametern

Die hohe Korrelation zwischen pQCT-Mineralgehalt und der maximalen Versagenslast demonstriert, daß das pQCT zur Vorhersage der Knochenfestigkeit sehr gut geeignet ist.

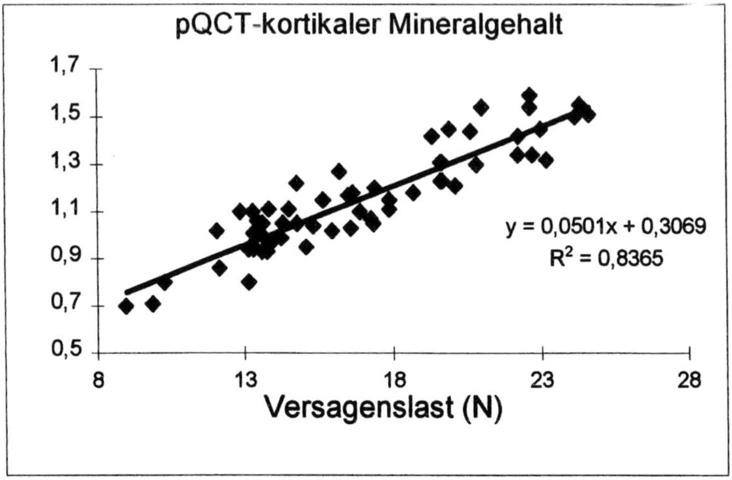

Abbildung 20: Korrelation zwischen dem pQCT-Parameter kortikaler Knochenmineralgehalt und der Versagenslast

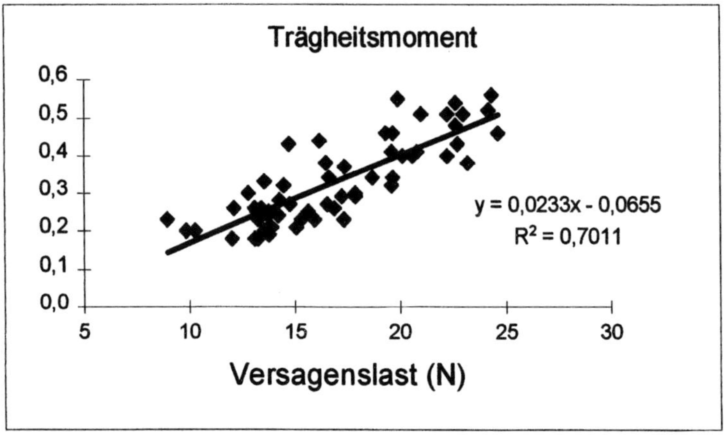

Abbildung 21: Korrelation zwischen dem pQCT-Parameter Trägheitsmoment und der Versagenslast ermittelt mit dem Drei-Punkt-Bruchtest.

		(W/W^{v})				(+/+)					
Parameter	Alter	Mittel-wert	SD	COV (%)	Daten-bereich	Mittel-wert	SD	COV (%)	Daten-bereich	Differenz (%)	p-Wert
Femurgewicht	8	65,5	5,1	7,7	55,1-74,0	74,7	13,5	18,1	53,0-87,9	-12,3	N,S,
	15	66,2	4,0	6,0	62,0-71,8	78,9	10,2	12,9	58,6-89,6	-16,2	***
	20	67,0	4,9	7,4	59,2-76,9	81,1	6,9	8,5	74,0-92,5	-17,4	***
	Ges.	66,2	4,6	6,9	55,1-76,9	78,2	10,5	13,5	53,0-92,5	-15,4	***
Femurlänge	8	14,6	0,4	2,6	13,9-15,1	14,6	0,9	6,1	13,0-15,4	0,0	N.S.
	15	14,8	0,2	1,6	14,4-15,0	15,2	0,5	3,1	14,8-15,6	-2,6	*
	20	15,0	0,4	2,3	14,5-15,6	15,4	0,4	2,4	14,8-16,0	-2,5	*
	Ges.	14,8	0,4	2,4	13,9-15,6	15,1	0,7	4,6	13,0-16,0	-1,7	N.S.
APD	8	1,2	0,1	4,2	1,12-1,28	1,4	0,1	7,5	1,20-1,53	-12,7	***
	15	1,2	0,0	1,6	1,13-1,18	1,4	0,1	7,0	1,16-1,47	-14,8	***
	20	1,2	0,1	7,7	1,08-1,41	1,4	0,1	5,0	1,27-1,48	-12,8	***
	Ges.	1,2	0,1	5,1	1,08-1,41	1,4	0,1	6,6	1,16-1,53	-13,4	***
MLD	8	1,6	0,1	3,1	1,58-1,73	1,8	0,2	8,9	1,58-2,04	-10,4	***
	15	1,6	0,1	3,7	1,50-1,64	1,8	0,1	6,3	1,61-1,97	-15,0	***
	20	1,6	0,1	3,4	1,52-1,69	1,9	0,1	5,4	1,75-1,99	-14,4	***
	Ges.	1,6	0,1	3,8	1,50-1,69	1,8	0,1	7,1	1,58-1,99	-13,3	***
CBMD	8	692,9	41,4	6,0	631,5-741,8	687,1	61,6	9,0	579,3-746,7	0,8	N.S.
	15	721,2	19,2	2,7	698,5-757,7	730,9	41,6	5,7	652,5-767,2	-1,3	N.S.
	20	731,2	32,8	4,5	683,1-784,8	712,1	38,4	5,4	676,1-782,8	2,67	N.S.
	Ges.	715,1	35,4	5,0	631,5-784,8	710,0	50,0	7,0	579,3-782,8	0,7	N.S.
CBMC	8	1,0	0,1	13,9	0,80-1,23	1,2	0,3	27,4	0,70-1,45	-14,5	N.S.
	15	1,0	0,1	6,2	0,93-1,11	1,3	0,2	15,8	0,94-1,55	-22,9	***
	20	1,1	0,2	7,9	1,01-1,31	1,3	0,2	13,9	1,11-1,54	-15,2	***
	Ges.	1,0	0,1	10,6	0,80-1,31	1,3	0,2	19,0	0,70-1,54	-17,6	***

		(W/W^{v})				(+/+)					
CBA	8	1,5	0,1	9,4	1,26-1,65	1,7	0,4	20,4	1,18-2,05	-14,2	N.S.
	15	1,4	0,2	5,9	1,28-1,52	1,8	0,2	11,6	1,44-2,05	-21,4	***
	20	1,5	0,1	5,9	1,37-1,65	1,8	0,2	9,9	1,55-2,11	-17,3	***
	Ges.	1,5	0,1	7,6	1,26-1,65	1,8	0,3	14,2	1,18-2,11	-17,7	***
Trägheits	8	0,7	0,1	15,4	0,56-0,86	1,0	0,3	30,4	0,58-1,29	-34,7	***
moment	15	0,6	0,1	11,6	0,48-0,66	1,0	0,3	24,0	0,61-1,34	-44,1	***
	20	0,7	0,1	15,7	0,51-0,84	1,1	0,2	16,6	0,81-1,37	-38,3	***
	Ges.	0,6	0,1	15,6	0,48-0,84	1,0	0,2	23,4	0,58-1,37	-39,4	***
Versagens-	8	15,5	3,1	19,8	10,3-18,7	19,2	6,1	31,8	9,0-24,6	-19,5	N.S.
last	15	14,6	1,5	10,1	13,2-17,1	18,8	3,4	18,0	13,3-24,3	-22,5	***
	20	15,0	2,7	17,9	12,1-20,8	18,1	3,4	19,0	14,3-22,6	-17,0	*
	Ges.	15,0	2,4	16,0	10,3-20,8	18,7	4,4	23,6	10,0-24,6	-19,8	***

Tabelle 7 Beschreibende Statistik aller Parameter mit Aufteilung in die Altersgruppen 8, 15 und 20 Wochen und der Gesamtdarstellung der experimentellen Gruppe im Verhältnis zur Kontrollgruppe.

Ges. = Gesamt, SD = Standartabweichung, COV = Varationskoeffizient, APD = anterio-posteriorer und MLD = medio-lateraler Durchmesser, CBMD = kortikale Knochendichte, CBMC = kortikaler Mineralgehalt, CBA = kortikale Querschnittsfläche, N.S. = nicht signifikant, * = $p<0,05$, *** = $p<0,005$

4 Diskussion

Die Zielsetzung dieser Studie ist es, den Einfluß der c-kit Rezeptorinsuffizienz und der daraus resultierenden Mastzelldefizienz auf Knochenmasse, Knochenstruktur und Knochengeometrie zu untersuchen. Dazu haben wir die Knocheneigenschaften von mastzelldefizienten Mausmutanten im Vergleich zu c-kit Rezeptor intakten Kontrolltieren phänotypisch charakterisiert. Durch die Verwendung nicht-invasiver, hoch entwickelter bildgebender Verfahren mit anschließender dreidimensionaler Rekonstruktion und biomechanischer Tests werden die Femora der beiden Genotypen im Hinblick auf Knochendichte, Knochengeometrie, trabekuläre Mikro- und Makrostruktur und mechanische Kompetenz beurteilt.

4.1 Methodendiskussion

Die Maus als Modell in der medizinischen Forschung gewinnt in den letzten Jahren immer mehr an Popularität. Zufällig oder willkürlich herbeigeführte Mutationen im Erbmaterial von Mäusen sind ideal geeignet, um genetische Ursachen menschlicher Erkrankungen besser zu ergründen (Ezzell 1996, Gassmann et al. 1998). Mäuse sind dem Menschen genetisch ähnlich. Sie besitzen eine vergleichbare Physiologie, Biochemie und haben einen ähnlichen Entwicklungszyklus.

Bei dem hier verwendeten *Mausmodell* handelt es sich um gezüchtete Mutanten. Dieses Tiermodell bietet die einzigartige Gelegenheit, Änderungen der Knochenarchitektur in einem `System` mit Anwesenheit

von Mastzellen zu einem `System` ohne Anwesenheit von Mastzellen zu untersuchen. Der Vorteil hierbei ist die Fokussierung auf die möglichen funktionellen Auswirkungen der Mastzellabwesenheit auf den Knochen.
Zur Untersuchung des Einflusses von Mastzellen auf den Knochen sind bisher vor allem quantitative deskriptiv histomorphometrische Methoden verwendet worden. Diese basieren auf Angaben von Mastzellzahlen bzw. der Beschreibung der Mastzellmorphologie (McKenna 1994). Auch ist der Aktivitätsgrad der Mastzelle und der Grad der zellulären Degranulation der Mastzelle selbst oder verschiedener Mastzellmediatoren untersucht worden. Diese Methoden haben den Nachteil, daß der direkte Zusammenhang zwischen einer Mastzellanhäufung und der untersuchten Erkrankung nicht bewiesen werden kann. Die Untersuchung einzelner Mastzellmediatoren hat die methodische Schwäche, daß diese auch von anderen Zellen gebildet werden können, so daß die beobachtete Wirkung nicht unmittelbar auf die Mastzelle zurückgeführt werden kann.
Es muß bedacht werden, daß die hier beschriebenen signifikanten Unterschiede bei c-kit Rezeptor defekten Mäusen im Vergleich zu ihren kongenital normalen Artgenossen zunächst einmal nicht zwingend eine Mastzellabhängigkeit des Ergebnisses bedeuten. Es könnte auch eine der anderen Folgen der Mutation auf dem W Lokus des Chromosoms 5 die Ursache für das Ergebnis sein. Allerdings existieren bisher keine Anhaltspunkte für eine Beziehung zwischen Veränderungen des Knochenaufbaus und einem der anderen pleiotropen Effekte, die als Konsequenz der Mutation beschrieben werden. Es muß berücksichtigt

werden, daß die bei dieser Studie beschriebenen Auswirkungen auf den Knochen auch das Resultat des insuffizienten c-kit Rezeptors selbst sein können. In einer Studie von Gattei et al. wird 1996 beschrieben, daß menschliche Osteoklasten und Präosteoklastenzellen funktionelle c-kit Rezeptoren exprimieren. Durch den membrangebundenen Stammzellfaktor findet eine Interaktion zwischen den Osteoblasten und Osteoklasten und Bindegewebezellen statt. Bereits die veränderte Exprimierung des c-kit Rezeptors an sich könnte verantwortlich für die verminderte Transduktion von Wachstumssignalen sein. Mit Hilfe einer „Rekonstitution" des W/W^v-Tiermodelles, auf die im Kapitel 4.3 als weiterführende Fragestellung ausführlich eingegangen wird, kann der Beweis der Mastzellabhängigkeit des Ergebnisses geführt werden.

Um den Einfluß bestimmter Gene auf den skelettalen Phänotyp zu identifizieren bzw. deren Rolle in Differenzierung, Wachstum, Erhalt und Degeneration von Knochen zu untersuchen, muß eine genaue Darstellung des Knochenaufbaus und einzelner Knochenparameter möglich sein. Sowohl die bisher bei Knochenerkrankungen schwerpunktmäßig untersuchte Knochendichte (BMD) als auch die Bestimmung von Knochengeometrie sind wichtig zur kompletten Beschreibung und Beurteilung des Knochens (Hayes und Bouxsein 1997, Augat et al. 1996, Schiessl et al. 1996). Bildung und Aufrechterhaltung von Knochendichte sind von genetischen Faktoren, vom Geschlecht und von den individuellen Unterschieden in Körperbau und Muskelmasse abhängig. Beamer et al. zeigen 1996 durch die Untersuchung unterschiedlicher Mausstämme mit Hilfe eines pQCT, daß die Knochendichte genetisch variabel ist. Bei alleiniger Berücksichtigung der Knochendichte können falsche Aussagen getroffen werden. Ein gesunder Knochen mit intakter trabekulärer Struktur könnte vergleichsweise wenig Knochenmasse haben und mit älteren densitometrischen Methoden fälschlicherweise als pathologisch auffallen. Wohingegen ein Knochen mit viel Knochenmasse, der aufgrund ungenügender trabekulärer Verknüpfung frakturgefährdet ist, unauffällig bliebe. Vor allem die mangelnde trabekuläre Verknüpfung und nicht die niedrige Masse an sich erhöhen das Frakturrisiko.

Die Entwicklung von Techniken, die nicht nur Knochendichte sondern auch Knochenarchitektur erfassen, ist daher wichtig, um pathologischen Knochenveränderungen früh erkennen zu können. Ältere Verfahren sind die Radiographische Absorptiometrie (RA) und die Duale Röntgen Absorptiometrie (DXA). Mit der planaren Methode DXA wird der gemessene Mineralgehalt des dreidimensionalen Knochens auf eine Fläche projiziert, d.h. die ermittelte Dichte ist nicht volumetrisch. Auch ist die wichtige Differenzierungmöglichkeit zwischen trabekulärem und kortikalem Knochen nicht möglich. Wichtige geometrische Parameter, wie z.B. die Querschnittsfläche und das Trägheitsmoment, das die Verteilung des Knochenmaterials um den Schwerpunkt angibt, oder auch die kortikale Dicke werden mit älteren Methoden nicht erfaßt

Das von uns verwendete pQCT hat eine höhere Sensitivität im Vergleich zu den älteren Verfahren RA und DXA. Eine Korrelation der Datensätze für die Parameter kortikale Querschnittsfläche und kortikaler Mineralgehalt der W/W^{v}- und +/+-Tiere, die mit der pQCT und der µCT-Methode gescannt worden sind, ergibt eine sehr gute Übereinstimmung der Werte. Dies spricht für die hohe Sensitivität beider Methoden (siehe Abbildung 17, Abbildung 18 und Tabelle 6).

Mit Hilfe der pQCT wird die volumetrische Knochendichte ermittelt. Diese Technik ermöglicht die separate Beurteilung des trabekulären bzw. des kortikalen Knochenkompartiments und eine geometrische Untersuchung des Knochens. Allerdings ist mit Verwendung des pQCT keine Aussage zur Knochenmikroarchitektur möglich, welche für eine genaue Beschreibung des Skeletts ebenfalls wichtig ist. Bisher sind hierzu invasive histomorphometrische Techniken verwendet worden. Diese liefern aber nur zweidimensionale Schätzungen von planaren Schnitten. Histologische Schnitte können bei ihrer Herstellung geometrisch verzerrt werden, was eine erneute Aneinanderreihung der einzelnen Schnitte zur dreidimensionalen Rekonstruktion extrem schwierig werden läßt. Es können zwar externe Marker (Streicher et al. 1997) zur Korrektur der Verzerrung herangezogen werden, aber solche Prozeduren sind sehr zeitaufwendig. Auch muß bedacht werden, daß Schnitte durch Gewebe mit unterschiedlicher mechanischer Steifigkeit gelegt werden (wie z.B. Knochen und Weichteilgewebe). Hierbei kommt es sicher auch zu nicht-linearer Verzerrung der histologischen Schnitte (Schormann et al. 1995). Das Problem der nicht-linearen Verzerrung kann mit Hilfe von episkopischen bildgebenden Verfahren, durch den Gebrauch von „onblock“ Färbung vor dreidimensionaler Rekonstruktion in den Griff bekommen werden (Odgaard 1997; Weninger et al. 1998). Insgesamt sind histomorphometrische Methoden jedoch sehr zeitaufwendig, schwierig in der Analyse und kostspielig.

Aber der größte Nachteil ist, daß der Knochen nach histologischer Präparation für weitere wichtige Methoden, wie z.B. biomechanische Tests, nicht mehr zur Verfügung steht. Der Knochen kann sich von Schnitt zu Schnitt aufgrund seiner komplexen dreidimensionalen Verknüpfung anders darstellen. Daher müßte für ein optimales Verständnis der strukturellen Anordnung ein dreidimensionales Bild der trabekulären Architektur erstellt werden. Um das gescannte Objekt adäquat rekonstruieren zu können, ist ein hoher Kontrast zum umgebenden Medium notwendig. Das Hydroxylapatit des Knochens liefert einen hohen Abschwächungskoeffizienten und kann daher mühelos von Knochenmark und Fett bzw. Muskulatur, Sehnen und Weichteilgewebe getrennt werden.

Die dreidimensionale Rekonstruktion der Datensätze des µCT erlauben eine bessere Darstellung der Form des gescannten Objektes und dienen somit der wahrheitsgetreuen Visualisierung. Über diesen Aspekt hinaus ist eine akkurate quantitative Analyse des apparenten trabekulären Knochenvolumens an der Metaphyse und der kortikalen Dicke an der Schaftmitte möglich. Wenn z.B. die gleiche Analyse nur auf einen Querschnitt beschränkt wäre, dann könnte die Ermittlung der kortikalen

Dicke mit Fehlern behaftet sein. Da das Querschnittsbild nicht exakt senkrecht zur Längsachse des Knochens gescannt sein könnte.

Die neu entwickelte µCT-Technik erlaubt, die erwünschten Regionen erst nach durchgeführter Messung und dreidimensionaler Rekonstruktion in virtueller Realität zu definieren. Die Möglichkeit, die Analyseregion nachträglich auszusuchen, macht natürlich sehr viel unabhängiger als die Notwendigkeit, die Schnitte vor dem Scanprozeß festzulegen. Das µCT ist eine Methode, die sowohl quantitative Dichtemessung trabekulären Knochens als auch die bisher nur mit histomorphometrischen Methoden beurteilbare dreidimensionale Darstellung und Analyse der Mikroarchitektur ermöglicht. Bei einer Auflösungskapazität von 28 µm und einer Schichtdicke von 17µm ist eine präzise Darstellung der Knochenstruktur gewährleistet.

Biomechanische Tests liefern eine genaue Aussage über die Kapazität des Knochens, einer Last zu widerstehen. Intrinsische Materialeigenschaften, der Gesamtgehalt und die räumliche Verteilung des Knochengewebes spielen eine Rolle bei Frakturverhalten. Bei der Beschreibung von Versagensmerkmalen des Knochens muß zwischen Material- und Strukturbeschreibung unterschieden werden (Hayes und Bouxsein 1997). Biegetests an langen Röhrenknochen werden routinemäßig, z.B. bei Studien zur Beurteilung einer Medikamentenwirkung bei osteoporotischen Femora von Kleintieren, durchgeführt (Kimmel 1996). Sie werden sogar für die Zulassung neuer Osteoporose-Medikamente von der amerikanischen Food and Drug Association (FDA-

Behörde) als Voraussetzung verlangt. Allerdings sind diese biomechanischen Methoden nicht uneingeschränkt aussagekräftig. Weinans et al. haben 1998 in einer Studie mit Rattenfemora anhand von Biegetests und Finite Element Modellen festgestellt, daß der Drei-Punkt-Bruchtest zur Einschätzung der Festigkeit einer Struktur sehr gut geeignet ist. Aber die Bewertung des Elastizitätsmoduls und der Stärke des Gewebes birgt Fehler in sich. Knochen ist nicht kreisförmig, nicht isotrop und nicht linear elastisch. Die Geometrie der langen Röhrenknochen erlaubt keine kritiklose Übertragung der bisher in vielen Studien verwendeten „Röhren-Theorie“ aus dem Ingenieurswesen. Deshalb wird in dieser Studie auf die Errechnung des Stresses, der Spannung und des Elastizitätsmoduls der Femora verzichtet. Die hohe Korrelation der im pQCT ermittelten Werte für das Trägheitsmoment und den Knochenmineralgehalt an der Schaftmitte mit den im Drei-Punkt-Bruchtest gemessenen Versagenslasten beweist den hohen Stellenwert der beiden verwendeten Methoden zur Vorhersage der Knochenfestigkeit.

4.2 Diskussion der Bedeutung der eigenen Ergebnisse:

Mit Hilfe des W/W^v-Mausmodells wird erstmals gezeigt, daß die Oberschenkelknochen mastzelldefizienter Mäuse signifikant leichter und unterschiedlich in ihrer Knochengeometrie sind. Sie haben ein kleineres Trägheitsmoment, eine kleinere Knochenquerschnittsfläche, einen kleineren anterio-posterioren und medio-lateralen Knochendurchmesser am mittleren Schaft, obwohl sie keine signifikanten Unterschiede in ihrer Länge aufweisen.

Interessanterweise wird nicht die strukturelle Zusammensetzung des Knochens verändert. Vielmehr wirkt der Rezeptordefekt wachstumsretardierend im Rahmen der Knochenentwicklung. Dies wird belegt durch die Ergebnisse, daß die Knochendichte sich nicht ändert, wobei die W/W^v-Mäuse weniger Knochenmineralgehalt haben. Also beeinflußt die Mutation nicht die räumliche Verteilung des Materials.

Da der trabekuläre Knochen eine größere Fläche aufweist und eine schnellere Umbaurate zeigt, würden sich Veränderungen im Stoffwechsel hier am ehesten bemerkbar machen. Der kortikale Knochen ist eher ungeeignet zur Bewertung von relativ kurzfristigen Knochenveränderungen. Die Untersuchung der Metaphyse und die Bewertung der architektonischen Indizes ist von besonderer Bedeutung. Die Auflösung des μCT ist um ein Vielfaches höher als die Auflösung des pQCT (vergleiche Abbildung 22, Abbildung 23 und Abbildung 24 im Anhang). Der partielle Volumeneffekt, der bei niedrigeren Auflösungen ein Problem darstellt, ist hier geringer. Der deutlich niedrigere Mineralgehalt des kompletten distalen Femurs der mastzelldefizienten Tiere deutet erneut auf die wachstumsretardierende Wirkung der Mutation hin. Trotz deutlich vermindertem trabekulären Knochenvolumen in den c-kit Rezeptor defekten Tieren gibt es keine signifikanten Unterschiede in der Mikrostruktur. Die Anzahl, Dicke und Verknüpfung der Trabekel zeigt keine signifikanten Unterschiede in den beiden Gruppen. Die W/W^v-Mäuse haben eine um 21,4% höhere Trabekelanzahl. Dies könnte daran liegen, daß der insgesamt langsamer wachsende Knochen an der Metaphyse im Verhältnis zum Umfang dichter erscheint. Allerdings haben die W/W^v-Mäuse eine 24,1% niedrigere Verknüpfung ihrer Trabekel. Trotz präziser Darstellung der Verhältnisse mit Hilfe der sehr dünnen Schichtdicke im µCT (17µm) und der hohen Auflösung (28µm), muß bedacht werden, daß die Zahl von 5 Tieren pro Gruppe grenzwertig für eine statistische Analyse ist.

Eindeutig sind die Ergebnisse bei den an der Schaftmitte im µCT untersuchten geometrischen Parametern Knochenquerschnittsfläche und Knochenumfang, welche in der experimentellen Gruppe signifikant kleiner sind. Die kortikale Dicke ändert sich nicht. Absolut gesehen ist die Knochenoberfläche beim Fehlen der Mastzellen niedriger. Allerdings scheint sie im Verhältnis zum Gesamtvolumen des Knochens zur Kontrollgruppe vergleichbar zu sein.

Der insgesamt schmalere und leichtere Knochen der mastzelldefizienten Mäuse erklärt auch deren schnelleres Versagen unter Lastaufbringung im

Drei-Punkt-Bruchtest. Der Grund für das frühere Versagen der Femora der c-kit Rezeptor insuffizienten und dadurch mastzelldefizienten Tiere ist wahrscheinlich der Geometrieunterschied. Die Veränderungen machen sich nicht auf Materialebene (gleiche Dichte der Knochen) sondern auf Strukturebene (unterschiedlicher Umfang) bemerkbar. Eine Normalisierung der Bruchlasten durch Division durch das Gewicht jedes einzelnen Femurs führt zum Verschwinden der vorher ermittelten signifikanten Unterschiede in den beiden Gruppen.

Ältere, im Kapitel 1.4 dargestellte, zum Teil fast in Vergessenheit geratene Literaturquellen und die Resultate dieser Studie unterstreichen die Annahme, daß die Mastzelle in den Erhalt der Knochenhomöostase involviert ist.

Mastzellen sind schon als *unizelluläre endokrine Drüsen* bezeichnet worden (Rafii et al. 1983). Sie sind durch ihre zahlreichen Mediatoren an komplexen interaktiven Prozessen unter Mitwirkung von Fibroblasten, Monozyten, Makrophagen und Osteoklasten beteiligt, welche osteoporotische Prozesse, Fibrose, Angiogenese und Entzündungsreaktionen induzieren (Solovieva et al. 1996). Nach Mastzellaktivierung induzieren Mediatoren eine erhöhte Vasopermeabilität und Vasodilatation. Diese Mikrovaskularisation ist wichtig zur Aufrechterhaltung des Knochenstoffwechsels. Mastzellproteasen spalten Substrate wie z.B. das Kollagen (siehe Review Metcalfe 1997). Mastzellen sollen die Produktion von Kollagenase durch Chondrozyten stimulieren und Plasminogen-Aktivator freisetzen, der an der Absetzung des Osteoids beteiligt ist. Sie induzieren die Proliferation von Fibroblasten. Mastzell-Fibroblast-Interaktionen beeinflussen die Wachstumsrate der Fibroblasten und die extrazelluläre Matrixsynthese (Saffar und Klapisz-Wolikow 1990). Lindholm et al. gehen 1967 davon aus, daß Mastzellen im Kallus zur Synthese und Sekretion von hochmolekularen Substanzen gebraucht werden, die zur Metaplasie des Bindegewebes im Prozeß der enchondralen Ossifikation führen. Engerer Kontakt mit der Wachstumszone von Knorpel und Knochenformation zeigt eine erschöpfende Degranulierung und Transformation der Mastzellen. Mastzellen scheinen den Prozeß der Ossifikation nicht zu initiieren, aber ihn zu unterstützen. Die Kurve der Mastzellanhäufung verläuft parallel mit der Mineralisierung (Lindholm 1970). Der lokale Faktor bei Knochenwachstum, verantwortlich für die Kalzifizierung der Kollagenfibrillen, ist wahrscheinlich eine Mukopolysaccharidsubstanz, die eng mit Chondroitinsulfat verwandt ist. Mastzellen sind in der Lage, Kalziumionen zu kalzifizierenden Gebieten zu bringen ("mastocalcergy", siehe Selye & Tuchweber 1965).

Eine Erhöhung der Mastzellzahl wird bei pathologischen Vorgängen mit erhöhter Knochenumbaurate festgestellt (Urist und McLean 1957, Rafii 1983, Frame und Nixon 1968). Die Knochenresorption steigernde Rolle von Heparin, einem exklusiven Mastzellprodukt, ist bereits früh erkannt worden (Griffith et al. 1965, Jaffe and Willis 1965). Histamin, dessen Quelle auch in erster Linie die Mastzelle ist, soll Knochenformierung anregen; diese Eigenschaft wird auch den Prostaglandinen zugeschrieben (Raisz 1988). Eine weitere, für den Knochenstoffwechsel wichtige Rolle ist die der Osteoklastenaktivierung. Saffar und Klapisz-Wolikow vermuten, daß ein Zusammenhang zwischen dem Auftauchen von osteoklastischen Präkursoren und den Mastzellveränderungen besteht. Möglicherweise sind Mediatoren, die während der Degranulation der Mastzellen freigesetzt werden, an der Umwandlung von Präkursoren in aktive Osteoklasten beteiligt.

Mastzellen sind am Hormonhaushalt des Knochens beteiligt. Parathormon z.B. induziert die Freisetzung von Histamin aus Mastzellen in vitro. Der Großteil des Histamins im Knochen befindet sich in Mastzellen. Histamin erhöht die Zahl von Osteoklasten durch Stimulation von H1-Rezeptoren. Wahrscheinlich besitzen Präosteoklasten und inaktive Osteoklasten Histaminrezeptoren, wodurch die Umwandlung in aktive Osteoklasten beschleunigt werden kann (Nakamura et al. 1996).

Es gibt bisher nur eine uns bekannte Studie, die das W/W^v-Mausmodell zur Untersuchung der Mastzellinvolvierung in den Knochenhaushalt benutzt hat. Hierbei ist festgestellt worden, daß der Knochenumbau in Abwesenheit von Mastzellen weiterhin stattfindet, allerdings ist der Beginn verzögert und die Menge der gebildeten Matrix ist reduziert. Die Mastzellfunktion ist daher als ein supplementärer Faktor im Knochenumbau anzusehen (Silberstein et al. 1991).

Wegen der Vielzahl bisher beschriebener, teils experimentell belegter, teils hypothetischer Mastzellfunktionen fällt es schwer ein exaktes Szenaro der Beteiligung von Mastzellen im Knochenstoffwechsel zu entwerfen. Diese Studie ist ein neuer Zugang zur Beschreibung der Veränderungen des Knochens bei Mastzellabwesenheit. Sie hat nicht zum Ziel, die genauen Mechanismen, die das Resultat bewirken, zu erklären. Es wird hier zum ersten Mal eine c-kit Rezeptor und damit mastzelldefiziente Maus im Vergleich zu einer c-kit Rezeptor intakten Maus phänotypisch charakterisiert, um die funktionellen Auswirkungen des Fehlens der Mastzelle auf Knochenentwicklung zu testen. Dadurch werden Rückschlüsse auf das Vorhandensein der Mastzelle auf die Knochenentwicklung möglich.

4.3 Weiterführende Arbeiten

Die Ergebnisse dieser Studie führen zu neuen Fragestellungen für direkt anzuschließende Arbeiten, durch deren Studium das Spektrum der Mastzellfunktionen im Knochen weiter erforscht werden kann:

1. Um die wachstumsmodulierende Rolle der Mastzellen endgültig zu beweisen, sollte folgender nächster Schritt unternommen werden: Das uns zur Verfügung stehende Mausmodell hat einen entscheidenden Vorteil im Verhältnis zu anderen Untersuchungsmethoden. Es besteht die Möglichkeit einer Rekonstitution der Mastzelldefizienz. Hierbei wird den Versuchstieren entweder Knochenmark transplantiert oder aber kultivierte Mastzellen injiziert. Danach muß eine entsprechende Zeitspanne gewartet werden, um die Reifung der transferierten Mastzellpopulationen zu ermöglichen (Galli und Kitamura 1987). Im

Anschluß kann die vorher unter Mastzelldefizienz untersuchte biologische Antwort erneut evaluiert werden. Wenn durch Rekonstitution der vorher ermittelte Unterschied zwischen W/W^{v}-Mäusen und +/+-Mäusen rückgängig zu machen ist, kann davon ausgegangen werden, daß die Ursache der ursprünglich gemessenen veränderten biologischen Antwort mastzellabhängig ist.

2. Eine alternative elegante Möglichkeit bietet die Verwendung von Sl/Sld-Mäusen, die ebenfalls eine profunde Mastzelldefizienz exprimieren. Man kann mit einer auf gleiche Art aufgebauten Studie diese Mausmutanten untersuchen. Wenn Sl/Sld- und W/W^{v}-Mäuse ähnliche Resultate zeigen, kann davon ausgegangen werden, daß die Mastzellen bzw. ihr Fehlen der Grund für die gefundenen Unterschiede sind, da der Grund der Mastzelldefizienz bei beiden Mausstämmen anhand unterschiedlicher Mechanismen entstanden ist.
3. Das entworfene hypothetische Modell der Bedeutung der Mastzelle für die Knochenentwicklung eröffnet auch neue klinische Perspektiven. Bisher gibt es kein Tiermodell für die systemische Mastozytose, eine Erkrankung mit abnormaler massiver Anhäufung von Mastzellen in allen Geweben des menschlichen Organismus. Klinisches Management der skelettalen Manifestationen der systemischen Mastozytose hängt von dem Wissen um die Effekte der Mastzellmediatoren auf unterschiedliche Gewebe, besonders auf den Knochen, ab (Longley et al. 1995). 70% einer großen Gruppe von untersuchten Patienten und Patientinnen haben radiologisch sichtbare

diffuse Veränderungen am Knochen (Fallon et al. 1983), wobei die meisten Patienten mit systemischer Mastozytose nicht einmal radiologisch untersucht werden. Es ist von großer Bedeutung, diese Erkrankung möglichst früh differentialdiagnostisch abzuklären. Metachromatische Färbung von Knochenbiopsien bei Patientinnen und Patienten, die wegen metabolischer Störungen des Knochens biopsiert werden, sollte eine Routineuntersuchung werden. Eine mikrostrukturelle Analyse der Biopsien mittels der hochentwickelten μCT-Methode würde wichtige weiterführende Aussagen ermöglichen.

4.4 Schlußfolgerungen

Schlußfolgernd können wir sagen, daß das vorliegende Ergebnis die Interpretation erlaubt, daß die Mutation nicht die Art und Weise der Knochenniederlegung beeinflußt. Es ist eher die Geschwindigkeit des Wachstums, die beim Fehlen der Mastzelle und ihrer Mediatoren verändert wird. Mit Hilfe der verwendeten Methoden kann mit einer hohen Sensitivität Knochencharakterisierung durchgeführt werden.

Die große Zahl potenter wachstumsmodulatorischer Mastzellmediatoren legt nahe, daß Mastzellen an komplexen interaktiven Prozessen unter Mitwirkung von Fibroblasten, Monozyten, Makrophagen und Osteoklasten beteiligt sind. Ihre Mediatoren induzieren Angiogenese und Kalziumtransport aber auch osteoporotische Prozesse, Fibrose, und Entzündungsreaktionen. Abschließend können wir sagen, daß die von Galli als „master cell" bezeichnete Mastzelle eine bisher unterschätzte

Aufgabe in der Osteogenese und Aufrechterhaltung des Knochengewebes einnimmt. Die in dieser Arbeit und in den hier referierten Literaturquellen dargestellten Ergebnisse über die Funktion der Mastzelle in der Regulation der Knochenentwicklung lassen den Schluß zu, daß die c-kit Rezeptor vermittelte Mastzelldefizienz eine Wachstumsretardierung des Knochens zur Folge hat. Mastzellen nehmen vermutlich eine wichtige Rolle in skelettaler Homöostase und Wachstumsregulation ein.

5 Zusammenfassung

Da pathologische Vorgänge im Knochen fatale gesundheitliche Folgen haben und hohe Kosten im Gesundheitssystem verursachen, ist es wichtig, hormonelle und skelettale Wachstumsfaktoren, die die Aktivität von Knochenzellen beinflussen, zu untersuchen. Die Mastzelle ist normaler Bestandteil des Knochens und Speicher- bzw. Produktionsort zahlreicher potenter bioaktiver Mediatoren. In einer Literaturübersicht werden Hinweise für die Wichtigkeit der Mastzellen und ihrer Mediatoren für skelettale Homöostase zusammengetragen. Die vorliegende Arbeit geht erstmals der spezifischen Frage nach, ob die c-kit Rezeptor abhängige Mastzelldefizienz zu signifikanten Unterschieden in Knochenmasse, -struktur und –festigkeit führt.

Das hier verwendete W/W^v-Mausmodell eignet sich ideal zur Untersuchung der Fragestellung, da hierbei ein System mit physiologischer Mastzellzahl und -funktion im Vergleich zu einem System ohne Mastzellen phänotypisch charakterisiert wird. Der wichtigste Faktor, der Mastzellanzahl, -phänotyp und -funktion beeinflußt ist der c-kit Ligand. Ein Defekt des c-kit Rezeptors führt daher zu Mastzelldefizienz.

In der Einleitung wird mit Hilfe aktueller Literaturübersicht ausführlich das notwendige methodische Vorgehen zur umfassenden Knochencharakterisierung beschrieben. Um den Einfluß der Mutation auf den skelettalen Phänotyp zu identifizieren, bzw. ihre Rolle in der Differenzierung und dem Wachstum von Knochen zu untersuchen, muß eine genaue Darstellung des Knochenaufbaus und einzelner Knochenparameter erfolgen. Mit Hilfe der peripher quantitativen Computer Tomographie werden sowohl Aussagen über Knochendichte, wobei das trabekuläre und das kortikale Knochenkompartiment separat beurteilt werden können, als auch Aussagen über Knochengeometrie möglich.

Weiterhin wird hier die neu entwickelte µCT-Technik verwendet. Das µCT eignet sich zur quantitativen Dichtemessung des trabekulären Knochens und zur dreidimensionalen Darstellung und Analyse der Mikroarchitektur. Diese war bisher nur mit zweidimensionalen histomorphometrischen Methoden beurteilbar. Das µCT stellt eine kostengünstige Alternative zu aufwendigen histologischen Präparationen dar. Auch bleibt der Knochen für weitere Untersuchungsmethoden, wie z.B. die anschließende biomechanische Testung, die ein absolutes Maß der Knochenfestigkeit liefert, erhalten.

Die Ergebnisse unserer Studie stützen die Resultate bisher durchgeführter Studien zur Wichtigkeit der Mastzelle im Knochenstoffwechsel und betonen, daß die bisherigen Beobachtungen nicht nur Epiphänomene darstellen.

Im experimentellen Teil der Arbeit wird gezeigt, daß mastzelldefiziente Mausmutanten einen wachstumsretardierten Knochen haben. Die Femora mastzelldefizienter W/W^v-Mäuse weisen eine signifikant niedrigere Kochenmasse und kleinere Geometrieparameter aber keine Unterschiede in Knochendichte und Mikrostruktur auf. Die Femora der experimentellen Gruppe versagen unter einer niedrigeren Last aufgrund ihres reduzierten Knochenmineralgehaltes.

Unsere Ergebnisse erlauben die Annahme, daß Mastzellen eher Knochenwachstum als strukturellen Knochenaufbau beeinflussen. Ihre Mediatoren spielen eine Rolle bei Knochenentwicklung und Aufrechterhaltung bzw. Reparatur des Gewebes. Die Mastzelle ist hierbei nicht als entscheidender jedoch als unterstützender Faktor anzusehen. Ihr Fehlen resultiert in einer Wachstumsretardierung.

Mit Hilfe weiterführender Arbeiten, wie z.B. der Rekonstitution des W/W^v-Mausmodells und der Untersuchung von Knochenbiopsien von Patienten mit systemischer Mastozytose am µCT können weitere Erkenntnisse über die Rolle des c-kit Rezeptors und der Mastzelle im Knochenstoffwechsel gewonnen werden.

6 Literaturverzeichnis

1. Aerssens, J., Boonen, S., Lowet, G., and Dequeker, J. (1998): Interspecies Differences in Bone Composition, Density, and Quality: Potential Implications for in Vivo Bone Research. Endocrinology 139, 2: 663-670

2. Ammann, P., Rizzoli, R., Bonjour, J. P., Bourrin, S. Meyer, J. M., Vassalli, P., Garcia, I. (1997): Transgenic mice expressing soluble tumor necrosis factor-receptor are protected against bone loss caused by estrogen deficiency. J Clin Invest 99, 7: 1699-1703

3. Augat, P., Reeb, H., Claes, L. E. (1996): Prediction of Fracture Load at Different Skeletal Sites by Geometric Properties of the Cortical Shell. J. Bone and Mineral Res, 11,9: 1356-1362

4. Avioli, L. V. (1975): Heparin-induced osteopenia: an appraisal. Adv Exp Med Biol, 52: 375-87

5. Banovac, K., Renfree, K., Makowski, A. L., Latta, L. L. and Altman R. D. (1995): Fracture Healing and Mast Cells. J. of Orthopaedic Trauma 9, 6: 482-490

6. Beamer, W. G., Donahue, L. R., Rosen, C. J., and Baylink, D. J. (1996): Genetic Variability in Adult Bone Density Among Inbred Strains of Mice. Bone, 8, 5: 3997 - 403

7. Bouxsein, M. L., Myers, E. R., Hayes, W. C. (1996): Biomechanics of age-related fractures, in Osteoporosis: Etiology, Diagnosis, and Managment (B.L. Riggs and L.J.Melton III, Eds.), pp. 111-131, Raven Press, New York, 1988

8. Burd, P. R., Rogers, H. W., and Gordon, J. R. (1989): Interleukin 3-dependent and –independent mast cells stimulated with IgE and antigen express multiple cytokines. J. Exp. Med., 170: 245-257

9. Costa, J. J. and Galli, S. J. (1994): Mast Cell and Basophil Development and Function. BIDMC and Harvard Medical School, Boston, MA., 8: 183-214

10. De Gennes, C., Kuntz, D., de Vernejoul, M. C. (1992): Bone mastocytosis. A report of nine cases with a bone histomorphometric study. Clin Orthop, 279: 281-291

11. Di Masso, R. J., Font, M. T., Capozza, R. F., Detarsio, G., Sosa, F.,

and Ferretti, J. L. (1997): Long-Bone Biomechanics in Mice Selected For Body Conformation. Bone, 20, 6: 539-545

12. Dvorak, A. (1993): Ultrastructural analysis of anaphylactic and piecemeal degranulation of human mast cells and basophils, in Forman, J. C. (Editor): Immunopharmacology of mast cell and basophils, San Diego, pp. 89-110

13. Ehrlich, P. (1879): Beiträge zur Kenntnis der granulierten Bindegewebszellen und der eosinophilen Leukozyten. Arch. Anat. Physiol. (Leipzig) 3: 166-169

14. Erlenbacher, A., Derynck, R. (1996): Increased expression of TGF-beta 2 in osteoblasts results in an osteoporosis-like phenotype. J Cell Biol 132, 1-2: 195-210

15. Ezzell, C. (1996): Research in Focus, Murine Mania: Researchers Devise a Host of New Techniques for Making Knockout Mice. J. of NIH Research, Vol. 8, March

16. Fallon, M. D., Whyte, M. P., Teitelbaum, S. L (1981): Systemic mastocytosis assciated with generalized osteopenia. Histopathological characterization of the skeletal lesion using undecalcified bone from two patients. Hum Pathol 12, 9: 813-820

17. Fallon, M. D., Whyte, M. P., Craig, R. B., Teitelbaum, S. L. (1983): Mast-cell proliferation in postmenopausal osteoporosis. Calcif Tissue Int 35: 29-31

18. Food and Drug Administration. (1994): Guidelines for Preclinical and Clinical Evaluation of Agents Used in the Prevention or Treatment of Postmenopausal Osteoporosis. Division of Metabolism and Endocrine Drug Products.

19. Feik, S. A., Storey, E. (1979): Low-calcium/high phosphorus rickets in rats. I Mast cell changes. Pathology, 11: 641-652

20. Frame, B., Nixon, R. K. (1968): Bone-marrow mast cells in osteoporosis of aging. N. Engl J. Med, 279, 12: 626-630

21. Frame, B., Marel, G. M. (1983): Clinical Disorders of Bone and Mineral Metabolism. Ann Intern Med, 99, 5: 725-7

22. Galli, S. J., Wershil, B. K., Mekori, Y. A. (1987): Analysis of Mast Cell Function in Biological Responses Not Involving IgE. Int. Archs Allergy appl. Immun., 82: 69-271

23. Galli, S. J. and Kitamura, Y.(1987): Genetically Mast-Cell-Deficient W/W^{v} and Sl/Sl^{d} Mice. Animal Model of Human Disease. AJP, 191-198

24. Galli, S. J. (1990): Biology of Disease: New Insights into "The Riddle of the Mast Cells": Microenvironmental Regulation of Mast Cell Development and Phenotypic Heterogeneity. Laboratory Investigation, 62, 1: 5-33

25. Galli, S. J., Tsai, M., and Wershil, B. K. (1993): Commentary: The c-kit Receptor, Stem Cell Factor, and Mast Cells. What Each Is Teaching Us about the Others. American Journal of Pathology, 142, 4: 965-974

26. Galli, S. J. (1993): New Concepts About the Mast Cell. N. Engl J. of Med, 328: 257-265

27. Galli, S. J., Zsebo, K. M., and Geissler, E. N. (1994): The kit ligand, Stem Cell Factor. Advances in Immunology, 55: 1-96

28. Gassmann, M., Hennet, T., Bauer, C. (1998): Transgene Mäuse in der Grundlagenforschung. Schweiz. Arch. Tierheilk., 140: 198-204

29. Gattei, V. Aldinucci, D., Quinn, J. M., Degan, M., Cozzi, M., Perin, V., Iulis, A.D., Juzbasic, S. Improta, S. Athanasou, N. A., Ashman, L. K.(1996): Human osteoclasts and preosteoclast cells (FLG 29.1) express functional c-kit receptors and interact with osteoblasts and stromal cells via membrane-bound stem cell factor. Cell Growth Differ, 7, 6: 753-763

30. Griffith, G., Nichols, G., Asher, J. D., Flanagan, B. (1965): Heparin Osteoporosis. J. A. M. A., 193, 2: 85-88

31. Grabbe, J., Haas, N. und Czarnetzki, B. M. (1994): Die Mastzelle. Hautarzt, 45: 55-64

32. Grardel, B., Flautre, B., Sutter, B., Duriez, J., Hardouin, P. (1991): Study of mastocytes in 1298 bone biopsies. Relationship between mastocytes and osteoporosis. Rev Rhum Mal Osteoartic, 58, 11: 759-761

33. Harvey, J. A., Anderson, H. C., Borek, D., Morris, D., Lukert, B.,P. (1989): Osteoporosis associated with mastocytosis confined to bone: report of 2 cases. Bone, 10, 4: 237-41

34. Hayes, W. C. and Bouxsein, M. (1997): Biomechanics of cortical and trabecular bone: implications for assessment of fracture risk. In:

Basic Orthopaedic Biomechanics, edited by Mow, V. C. and Hayes, W. C., Lippincott-Raven: 69-113

35. Haarstad, C. A. (1992): The Cytokine Regulation of Murine Mast Cell Lines. Diss Abstr Int, 52, 11: 5743

36. Hiltunen, A., Vuorio, E., Aro, H. T. (1993): A Standardized Experimental Fracture in the Mouse Tibia. J. Orthopedic Research 11, 2: 305-312

37. Hörner, K., Loeffler, K., Holtzmann, M. (1997): Vergleich der histologischen Struktur der Kompakta der langen Röhrenknochen bei der Maus, Hamster, Ratte, Meerschweinchen, Kaninchen, Katze und Hund während der Altersentwicklung. Anat. Histol. Embryol. 26, 289-295

38. Jaffe, M. D., and Willis, P.W. (1965): Multiple Fractures associated with long-term sodium heparin therapy, J.A.M.A., 193: 158-60

39. Jee, W. S. S. (1988): The skeletal tissues. Cell and tissue biology – a textbook of histology, edited by L. Weiss, Urban & Schwarzenberg, München

40. Jowsey, J. (1966): Studies of haversian systems in man and some animals. J. Anat, 100: 857-864

41. Johansson, C. Roupe, G., Lindstedt, G. Mellstrom, D. (1996): Bone Density, bone markers and bone radiological features in mastocytosis. Age Ageing 25: 1-7

42. Kahn, A., Gibbons, R., Perkins, S., Gazit, D.(1995): Age related bone loss. A hypothesis and initial assessment in mice. Clin. Orthop, 313: 69-75

43. Kimmel, D. B. (1996): Animal Models for In Vivo Experimentation in Osteoporosis Research, Osteoporosis, Academic Press Inc., Chapter 33: 671-690

44. Kitamura, Y., Go, S., Hatanaka, K. (1978): Decrease of mast cell in W/W^{v} mice and their increase by bone marrow transplantation. Blood 52: 447-452

45. Lewis, D. B., Liggitt, H. D., Effmann, E. L., Motley, S. T., Teitelbaum, S. L., Jepsen, K. J., Goldstein, S. A., Bonadio, J., Carpenter, J., Perlmutter, R. M. (1993): Osteoporosis induced in mice by overproduction of interleukin 4. Proc Natl Acad Sci USA 90, 24: 11618-22

46. Lindholm, R., Lindholm, S., Liukko, P. (1967): Fracture healing and mast cells. I. The periosteal callus in rats. Acta Orthop Scand 38: 115-122

47. Lindholm, R., Tamminen, E., Autio, E., Lindholm, S. (1968): Combined Radiation and Bone Injury in Rats, with Special Reference to the Mast Cell Count in the Periosteal Callus. Acta Chir. Scand, 134, 8: 613-616

48. Lindholm, R., Lindholm, S., Liukko, P., Paasimaki, J. Isokaanta, S. Rossi, R., Autio, E., Tamminen, E. (1969): The mast cell as a component of callus in healing fractures. J. Bone Joint Surg, 51: 148-155

49. Lindholm, R. V., Lindholm, T. S. (1970): Mast cells in endosteal and periosteal bone repair. A quantitative study on callus tissue of healing fractures in rabbits. Acta Orthop Scand 41, 2: 129-133

50. Lindholm, T. S., Hackman, R., Lindholm, R. V., Kinnunen, P. (1972): Fracture Callus and Mast Cell in Rats with Calcium and Vitamin D Deficiency. Acta Orthop. Scandinav. 43 : 221-233

51. Longley, J., Duffy, T. P., Kohn, S. (1995): The mast cell and mast cell disease. J. Am Acad Dermatol, 32, 4: 545-61

52. Malachi J., McKenna, and Boy Frame (1985): The Mast Cell and Bone. Clin Orthop and Rel Res, 200: 226-233

53. McKenna, M. J. (1994): Histomorphometric Study of Mast Cells in Normal Bone, Osteoporosis, and Mastocytosis Using a New Strain. Calcified Tissue Int, 55: 257-259

54. Melton, L. J. (1988): Epidemiology of fractures, in Osteoporosis: Etiology, Diagnosis, and Managment, edited by B. L. Riggs and L. J. Melton, Raven Press, New York, pp. 133-154

55. Melton, L. J. (1993): Hip fractures: A worldwide problem today and tomorrow. Bone, 14: 1-8

56. Melton, L. J. (1995): Perspectives: How many women have osteoporosis now?, J Bone Miner. Res. 10: 175-177

57. Meyer von, G.H. (1867): Die Architektur der Spongiosa. Arch. Anat. Physiol. Wiss. Med., 34: 615-628

58. Metcalfe, D. D., Baram, D., and Mekori, Y. A. (1997): Mast Cells. Physiological Reviews, 77, 4: 1033-1079

59. Metcalfe, D. D., Costa, J. J., and Burd, P. R. (1992): Mast cells and basophils. In: Inflammation: Basic Principles and Clinical Correlates, edited by J. J. Gallin, I. M. Goldstein, and R. Snyderman. New York, Raven, 709-725

60. Miller, W.E. and De Wolfe, V. G. (1966): Osteoporosis resulting from heparin therapy: report of case. Cleveland Clin. Quart. 33: 31-34

61. Müller, R., Hildebrand, T., Rügsegger P. (1994): Non-invasive Bone Biopsy: A New Method to Analyze and Display the Three-Dimensional Structure of Trabecular Bone. Phys. Med. Biol. 39: 145-164

62. Müller, R., Rügsegger, P. (1996): Micro-tomographic imaging for the nondestructive evaluation of trabecular bone architecture. In G. Lowet, P. Rüegsegger, H. Weinans, A. Meunier, editors, Bone Research in Biomechanics, IOS Press, Amsterdam: 61-79

63. Müller, R. and Rügsegger, P. (1994): Three-dimensional finite element modelling of non-invasively assessed trabecular bone structures. Med. Eng. Phys., 17, 2: 126-133

64. Nakamura, M. Kuroda, H., Narita, K. Endo, Y. (1996): Parathyroid hormone induces a rapid increase in the number of active osteoclasts by releasing histamine from mast cells. Life Sci, 58: 1861-1868

65. Neiman, R.S., Bischel, M. D., Lukes R. J. (1972): Uremia and mast cell proliferation, Lancet, 1: 959-962

66. Odgaard, A. (1997): Three-dimensional methods for quantification of cancellous bone architecture. Bone, 20: 315-328

67. Parfitt, A.M. (1996): Skeletal heterogeneity and the purposes of bone remodeling, in osteoporosis, edited by R. Marcus, D. Feldman, J. Kelsey, Academic Press, San Diego, 321-329

68. Peart, K. M., Ellis, H. A. (1973): Quantitative observations on iliac bone marrow mast cells in chronic renal failure. J. Clin. Pathol., 26: 947-955

69. Rafii, M., Firooznia, H., Golimbu, C., and Balthazar, E. (1983): Pathologic Fracture in Systemic Mastocytosis: Radiographic spectrum and review of the literature. Clin Orthop Rel Res, 180: 260-7

70. Raisz, L H. (1988): Local and systemic Factors in the pathogenesis of osteoporosis. N. Engl. J. Med. 318: 818-28

71. Rassmussen, P. (1972): An experimental study of mast cells in the rat metaphysis. Calcif Tissue Res., 9: 325-330

72. Ray, N. F., Chan, J. K., Thamer, M., Melton, L. J. (1997): Medical expenditures for the treatment of osteoporotic fractures in the United States in 1995: Report from the National Osteoporosis Foundation. J. Bone Miner. Res., 12: 24-35

73. Recklinghausen, F. von (1863): Über Eiter- und Bindegewebs-körperchen. Virchows Arch. Path. Anat., 28: 157-197

74. Ruegsegger, P., Koller, B., Mueller, R. (1995): A Microtomographic System for the Nondestructive Evaluation of Bone Architecture. Calcified Tissue International, 58: 24-29

75. Saffar, J. L. and Klapisz-Wolikow (1990): Changes in Mast Cell Number during the Activation Phase of an Induced Synchronized Remodeling Sequence in the Rat. Bone, 11: 369-372

76. Schiessl, H., Ferreti, J. L., Tysarczyk-Niemayer, G. and Willnecker, J. (1996): Noninvasive bone strength index as analyzed by peripheral quantitative computed tomography (pQCT). Paediatric osteology: New developments in diagnostics and therapy, 141-146

77. Schormann T, Dabringhausen A, Schleicher A, Zilles K (1995): 3-D Rekonstruktionen des menschlichen Gehirns aus histologischen Schnittserien. Ann Anat, 177 (Suppl. 1): 192

78. Schwartz, L. B. (1993): Heterogeneity of human mast cells. In: The Mast Cell in Health and Disease, edited by M. A. Kaliner and D. D. Metcalfe, New York: Dekker, 219-236

79. Selye, H. und Tuchweber, B. (1965): Mast Cell Products and Tissue Calcification. Quart. J. Exp. Physiology 50: 196-202

80. Severson, A. R. (1969): Mast cells in areas of experimental bone resorption and remodeling. Br. J. Exp. Pathol., 50: 17-21

81. Silberstein, R., Melnick, M.,Greenberg, G. and Minkin, C. (1991): Bone Remodeling in W/W^v Mast Cell Deficient Mice. Bone, 12: 227-236

82. Smith, N. (1974): Mast Cells in healing extraction sockets of calcium-deficient rats. Oral Surg Oral Med Oral Pathol, 38, 3: 378-381

83. Stevens, R. L., and Austen, K. F. (1989): Recent advances in the cellular and molecular biology of mast cells. Immunology Today, 10: 381-383

84. Streicher, J., Weninger, W. J., Muller, G. B. (1997): External marker-based automatic congruencing: a new method of 3-D reconstruction from serial sections. Anat Rec, 248: 583 - 602

85. Solovieva, S. A., Ceponis, A., Konttinen, Y. T., Takagi, M., Suda, A., Eklund, K. K., Sorsa, T., Santavirta, S. (1996): Mast Cells in loosening of totally replaced hips. Clin. Orthop, 322:158-165

86. Takahashi, T., Wada, T., Mori, M., Kokai, Y., Ishii, S. (1996): Overexpression of the Granulocyte-Colony-Stimulating Factor Gene Leads to Osteoporosis in Mice. Lab Invest, 74, 4: 827-834

87. Taniguchi, H. (1990): Mast Cells in Fracture Healing: An Experimental Study Using Rat Model. J. of the Japanese Orthopaedic, 64, 10: 949-957

88. Tsai, M., Takeishi, T., Thompson, H., Langley, K. E., Zsebo, K. M., Metcalfe, D. D., Geissler, E. N., and Galli, S. J. (1991): Induction of mast cell proliferation, maturation, and heparin synthesis by the rat c-kit ligand, stem cell factor. Proc. Natl. Acad. Sci. USA, 88: 6382-6386

89. Turner, C. H., Burr, D. B. (1993): Basic biomechanical measurements of bone. A tutorial. Bone, 14: 595-608

90. Urist, M. R., McLean, F. C. (1957): Accumulation of mast cells in endosteum of bones of calcium-deficient rats. Arch Pathol, 63: 239-251

91. Weinans, H., Van Wenum, M. T., Huiskes, R. (1998): Material Properties of Cortical Bone Determined With a Bending Test and a Post-Yield Fe-Model. Meeting of European Orthopedic Research Society, Transactions, Vol. 8, ISSN 1023-0599, O 33

92. Weninger, W. J., Meng, S., Streicher, J., Müller, G. B. (1998): A new episcopic method for rapid 3-D reconstruction: applications in anatomy and embryology. Anat Embryol, 197: 341-348

93. Wolff, J. (1870): Über die innere Architektur der Knochen und ihre Bedeutung für die Frage von Knochenwachstum. Archiv für path Anat und Physiologie für klin Med, Virchows Archiv, 50: 389-453

94. Zsebo, K. M., Williams, D. A., Geissler, E. N., Broudy, V. C., Martin, F. H., Atkins, H. L., Hsu, R. Y., Birkett, N. C., Okino, K. H., Murdock, D. C., Jacobson, F. W., Langley, K. E., Smith, K. A., Takerishi, T., Cattamach, B. M., Galli, S. J. and Suggs, S. V. (1990): Stem cell factor is encoded at the Sl locus of the mouse and is the ligand for the c-kit tyrosine kinase receptor. Cell, 63: 213-224

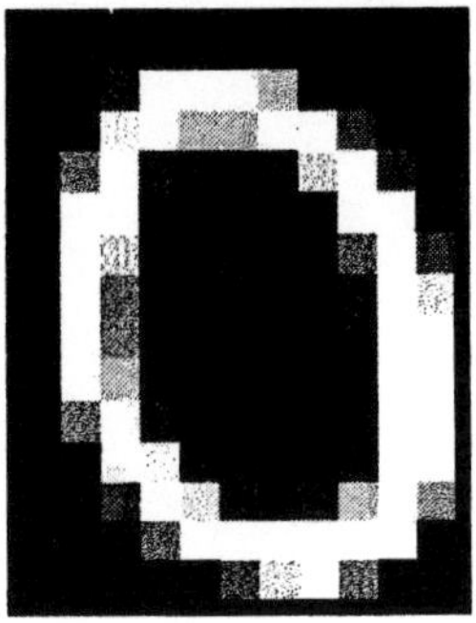

Abbildung 22: Querschnitt an der Schaftmitte eines Mausfemurs gescannt mit einem pQCT.

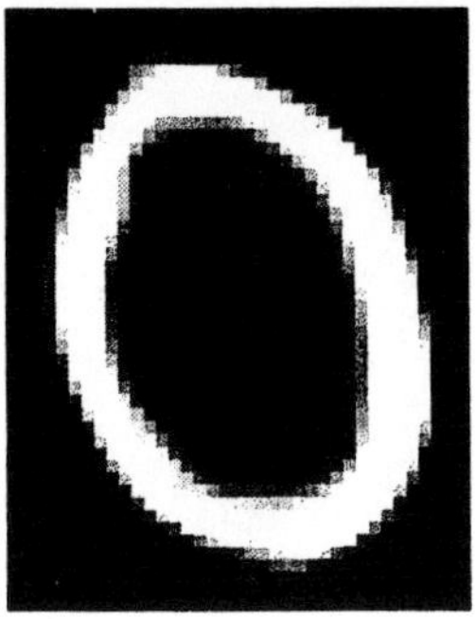

Abbildung 23: Querschnitt an der Schaftmitte eines Mausfemurs gescannt mit einem hochauflösendem pQCT.

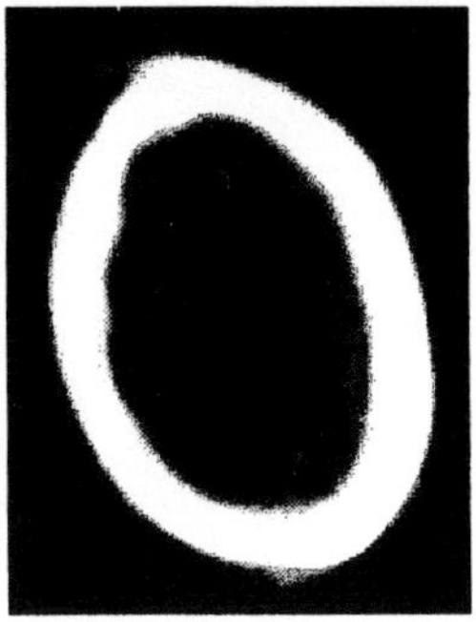

Abbildung 24: Querschnitt an der Schaftmitte eines Mausfemurs gescannt mit einem µCT.

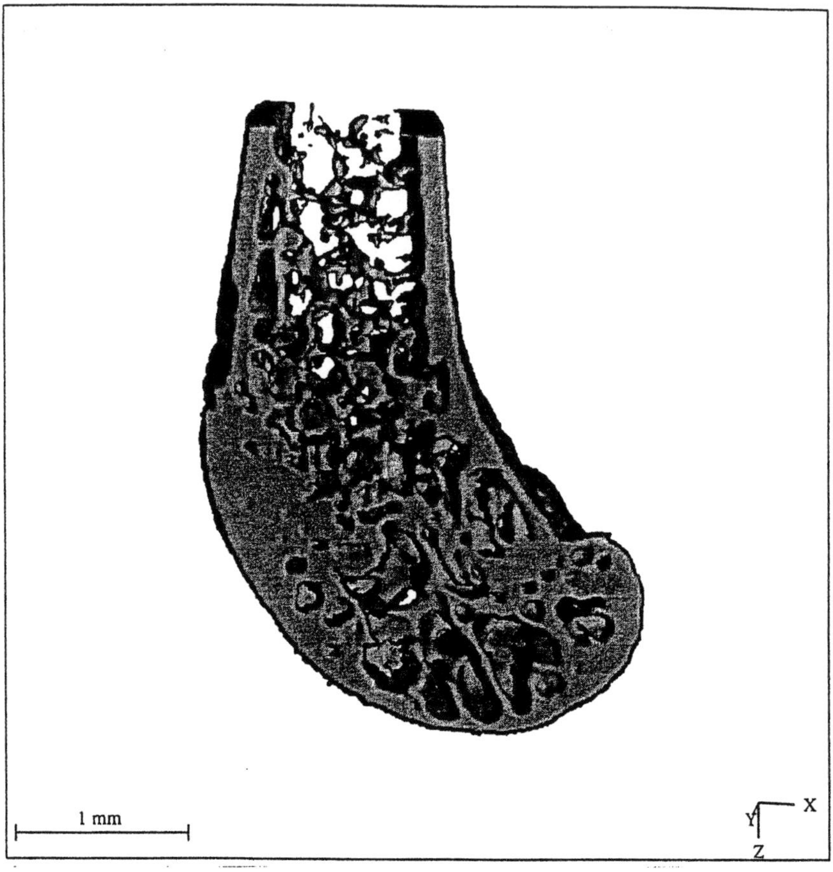

TV [mm³]	BV [mm³]	BS [mm²]	BS/BV [1/mm]	BV/TV [1]
1.4100	0.5171	19.9524	38.5820	0.3668
Tb.N [1/mm]	**Tb.Th [mm]**	**Tb.Sp [mm]**		
7.0752	0.0518	0.0895		

Abbildung 25: Dreidimensionale Rekonstruktion des W/W^{v}-Knochens Nummer: 1
S = Study, E = Experimentelle Gruppe, 15 = Alter der Tiere in Wochen, 1 = Tiernummer, L = links, TV = Gewebevolumen, BV = Knochenvolumen, BS = Knochenoberfläche, Tb.N. = Anzahl der Trabekel, Tb.Th = Trabekuläre Dicke, Tb.Sp. = Trabekuläre Verknüpfung.

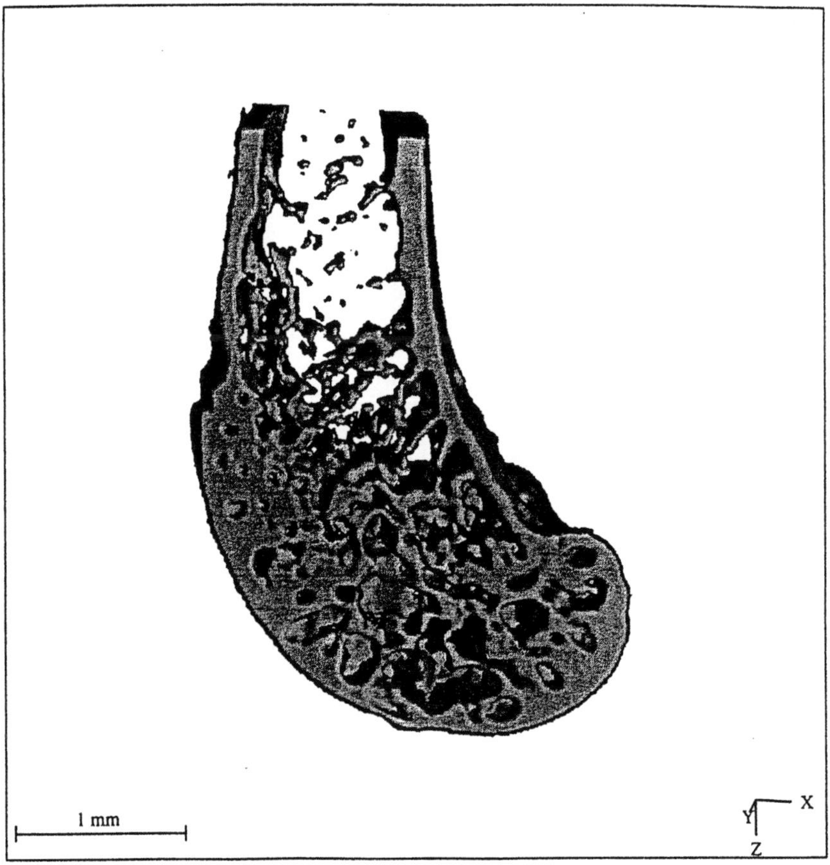

TV [mm³]	BV [mm³]	BS [mm²]	BS/BV [1/mm]	BV/TV [1]
1.2145	0.2143	10.9911	51.2867	0.1765
Tb.N [1/mm]	**Tb.Th [mm]**	**Tb.Sp [mm]**		
4.5249	0.0390	0.1820		

Abbildung 26: Dreidimensionale Rekonstruktion des W/W^{v}-Knochens Nummer: 3
S = Study, E = Experimentelle Gruppe, 15 = Alter der Tiere in Wochen, 3 = Tiernummer, L = links, TV = Gewebevolumen, BV = Knochenvolumen, BS = Knochenoberfläche, Tb.N. = Anzahl der Trabekel, Tb.Th = Trabekuläre Dicke, Tb.Sp. = Trabekuläre Verknüpfung.

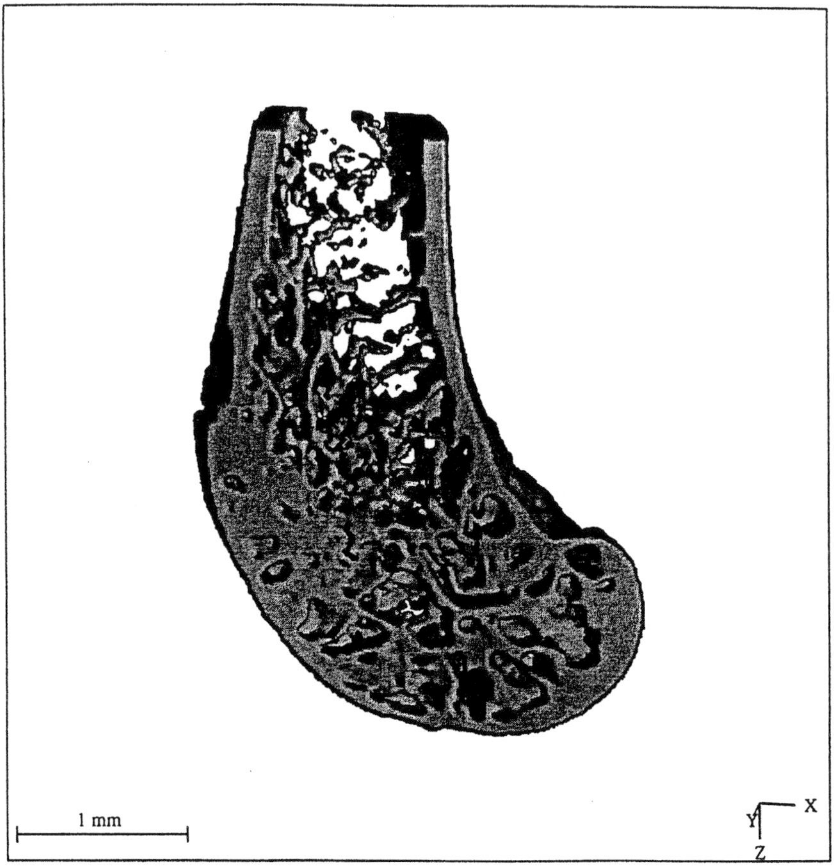

TV [mm³]	BV [mm³]	BS [mm²]	BS/BV [1/mm]	BV/TV [1]
1.3691	0.4003	16.8058	41.9835	0.2924
Tb.N [1/mm]	**Tb.Th [mm]**	**Tb.Sp [mm]**		
6.1374	0.0476	0.1153		

Abbildung 27: Dreidimensionale Rekonstruktion des W/W^{v}-Knochens Nummer: 6
S = Study, E = Experimentelle Gruppe, 15 = Alter der Tiere in Wochen, 6 = Tiernummer, L = links, TV = Gewebevolumen, BV = Knochenvolumen, BS = Knochenoberfläche, Tb.N. = Anzahl der Trabekel, Tb.Th = Trabekuläre Dicke, Tb.Sp. = Trabekuläre Verknüpfung.

MAST SE 15/7L

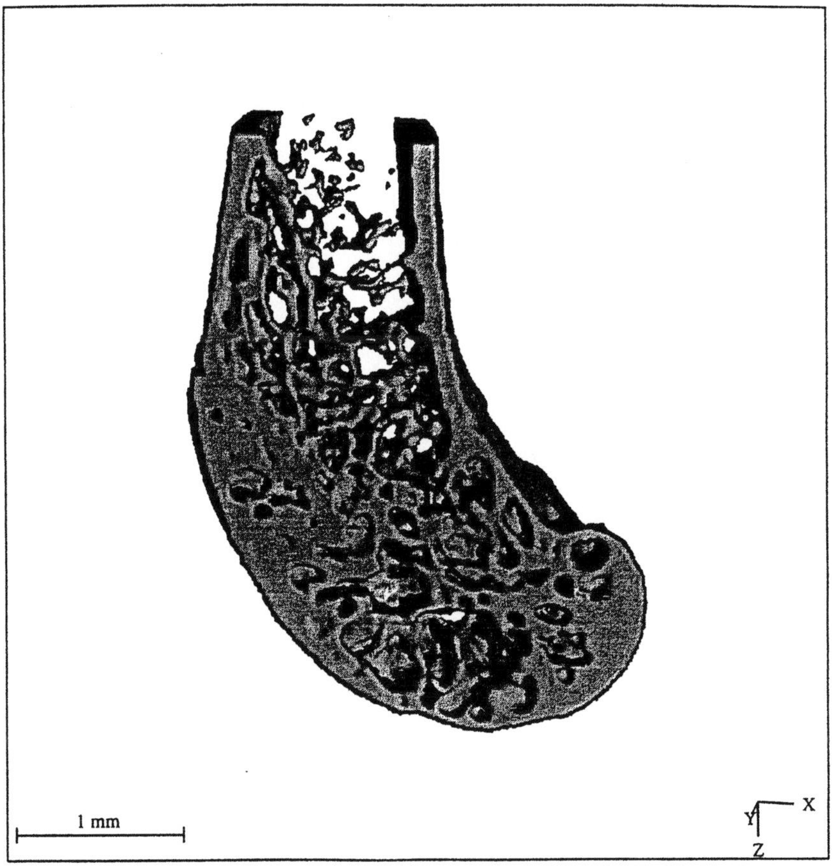

TV [mm³]	BV [mm³]	BS [mm²]	BS/BV [1/mm]	BV/TV [1]
1.4100	0.4255	16.9636	39.8718	0.3017
Tb.N [1/mm]	**Tb.Th [mm]**	**Tb.Sp [mm]**		
6.0154	0.0502	0.1161		

Abbildung 28: Dreidimensionale Rekonstruktion des W/W^v-Knochens Nummer: 7

S = Study, E = Experimentelle Gruppe, 15 = Alter der Tiere in Wochen, 7 = Tiernummer, L = links, TV = Gewebevolumen, BV = Knochenvolumen, BS = Knochenoberfläche, Tb.N. = Anzahl der Trabekel, Tb.Th = Trabekuläre Dicke, Tb.Sp. = Trabekuläre Verknüpfung.

MAST SE 15/9L

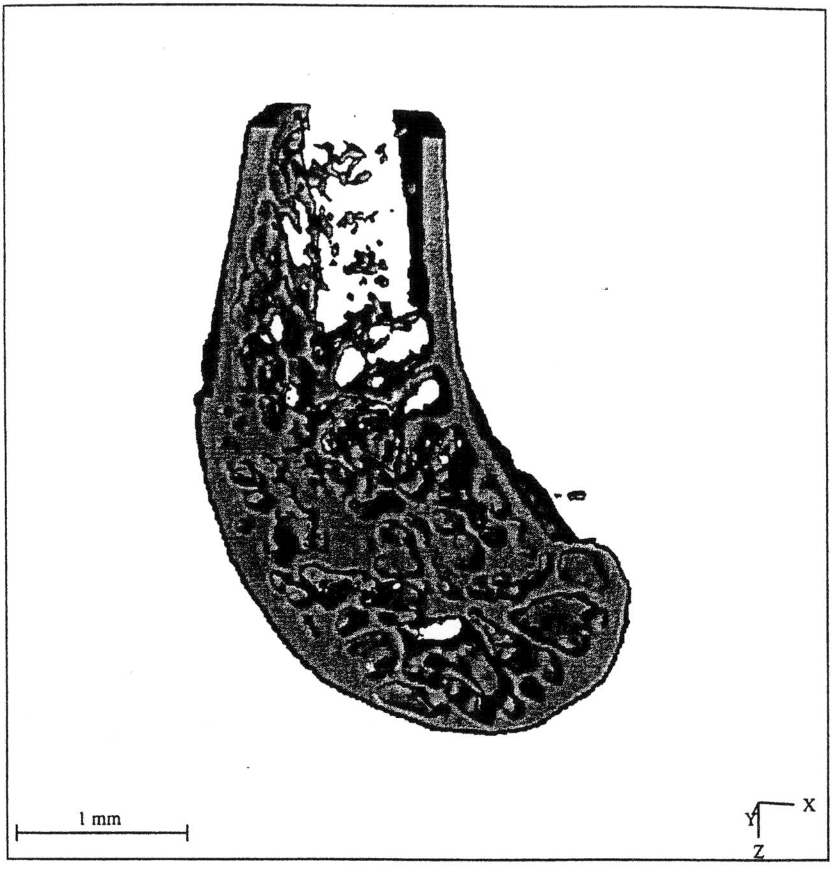

TV [mm³]	BV [mm³]	BS [mm²]	BS/BV [1/mm]	BV/TV [1]
1.4501	0.3489	15.7295	45.0853	0.2406
Tb.N [1/mm]	**Tb.Th [mm]**	**Tb.Sp [mm]**		
5.4235	0.0444	0.1400		

Abbildung 29: Dreidimensionale Rekonstruktion des W/W^{v}-Knochens Nummer: 9

S = Study, E = Experimentelle Gruppe, 15 = Alter der Tiere in Wochen, 9 = Tiernummer, L = links, TV = Gewebevolumen, BV = Knochenvolumen, BS = Knochenoberfläche, Tb.N. = Anzahl der Trabekel, Tb.Th = Trabekuläre Dicke, Tb.Sp. = Trabekuläre Verknüpfung.

MAST SC 15/1L

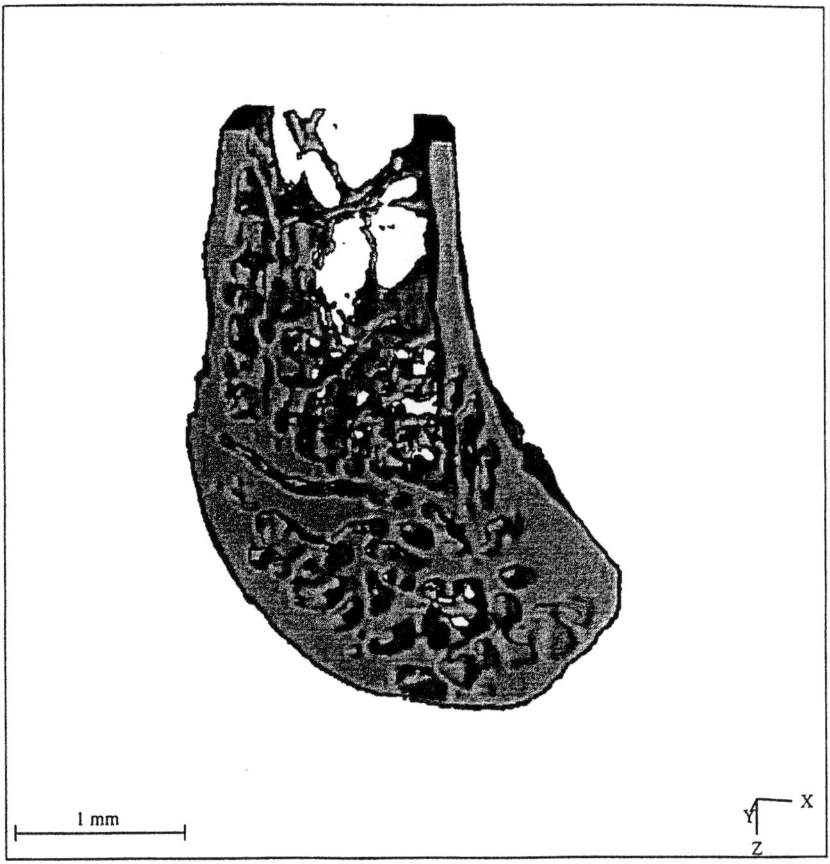

TV [mm³]	BV [mm³]	BS [mm²]	BS/BV [1/mm]	BV/TV [1]
1.9631	0.5280	21.7347	41.1617	0.2690
Tb.N [1/mm]	**Tb.Th [mm]**	**Tb.Sp [mm]**		
5.5358	0.0486	0.1321		

Abbildung 30: Dreidimensionale Rekonstruktion des +/+-Knochens Nummer: 1
S = Study, C = Kontrollgruppe, 15 = Alter der Tiere in Wochen, 1 = Tiernummer, L = links, TV = Gewebevolumen, BV = Knochenvolumen, BS = Knochenoberfläche, Tb.N. = Anzahl der Trabekel, Tb.Th = Trabekuläre Dicke, Tb.Sp. = Trabekuläre Verknüpfung.

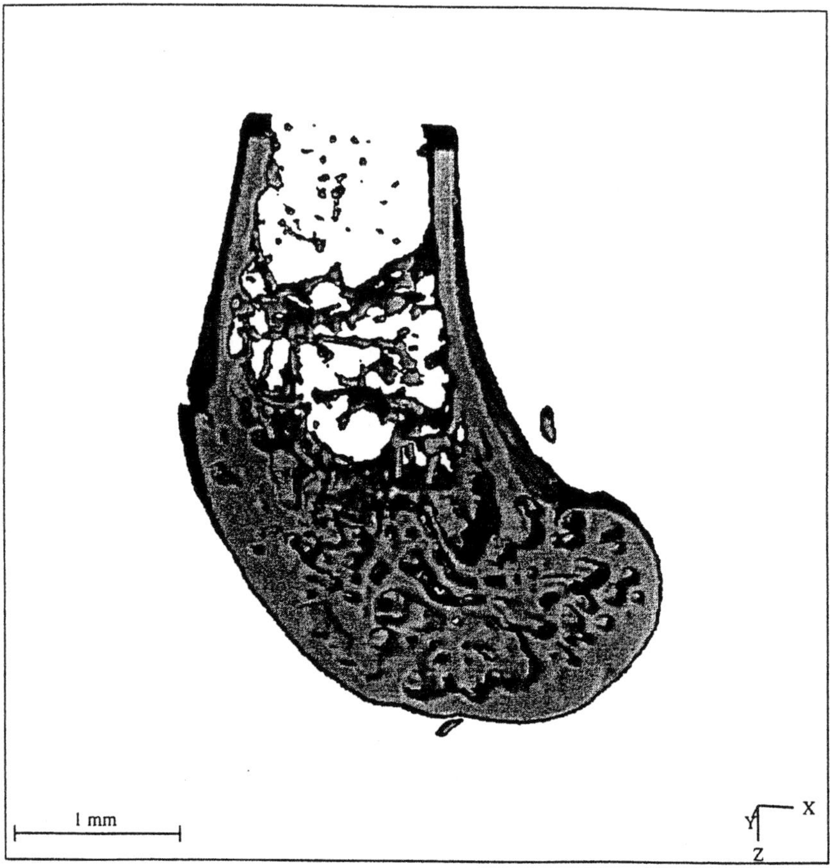

TV [mm³]	BV [mm³]	BS [mm²]	BS/BV [1/mm]	BV/TV [1]
1.9631	0.2219	14.0679	63.3878	0.1131
Tb.N [1/mm]	**Tb.Th [mm]**	**Tb.Sp [mm]**		
3.5831	0.0316	0.2475		

Abbildung 31: Dreidimensionale Rekonstruktion des +/+-Knochens Nummer: 2
S = Study, C = Kontrollgruppe, 15 = Alter der Tiere in Wochen, 2 = Tiernummer, L = links, TV = Gewebevolumen, BV = Knochenvolumen, BS = Knochenoberfläche, Tb.N. = Anzahl der Trabekel, Tb.Th = Trabekuläre Dicke, Tb.Sp. = Trabekuläre Verknüpfung.

MAST SC 15/7L

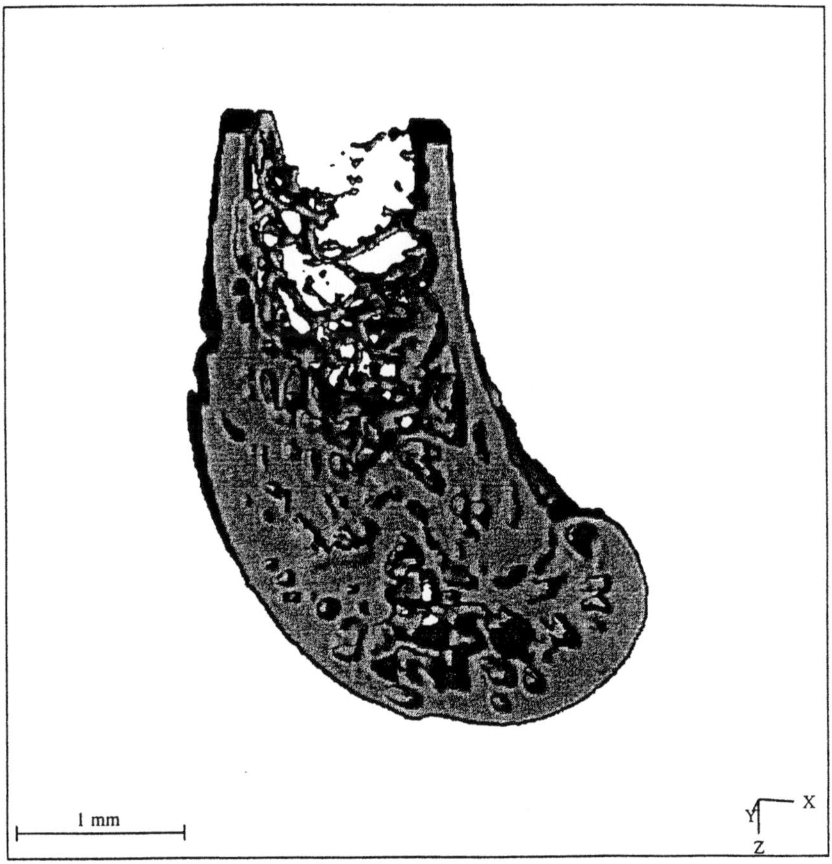

TV [mm³]	BV [mm³]	BS [mm²]	BS/BV [1/mm]	BV/TV [1]
1.8111	0.6520	20.3893	31.2721	0.3600
Tb.N [1/mm]	**Tb.Th [mm]**	**Tb.Sp [mm]**		
5.6288	0.0640	0.1137		

Abbildung 32: Dreidimensionale Rekonstruktion des +/+-Knochens Nummer: 7
S = Study, C = Kontrollgruppe, 15 = Alter der Tiere in Wochen, 7 = Tiernummer, L = links, TV = Gewebevolumen, BV = Knochenvolumen, BS = Knochenoberfläche, Tb.N. = Anzahl der Trabekel, Tb.Th = Trabekuläre Dicke, Tb.Sp. = Trabekuläre Verknüpfung.

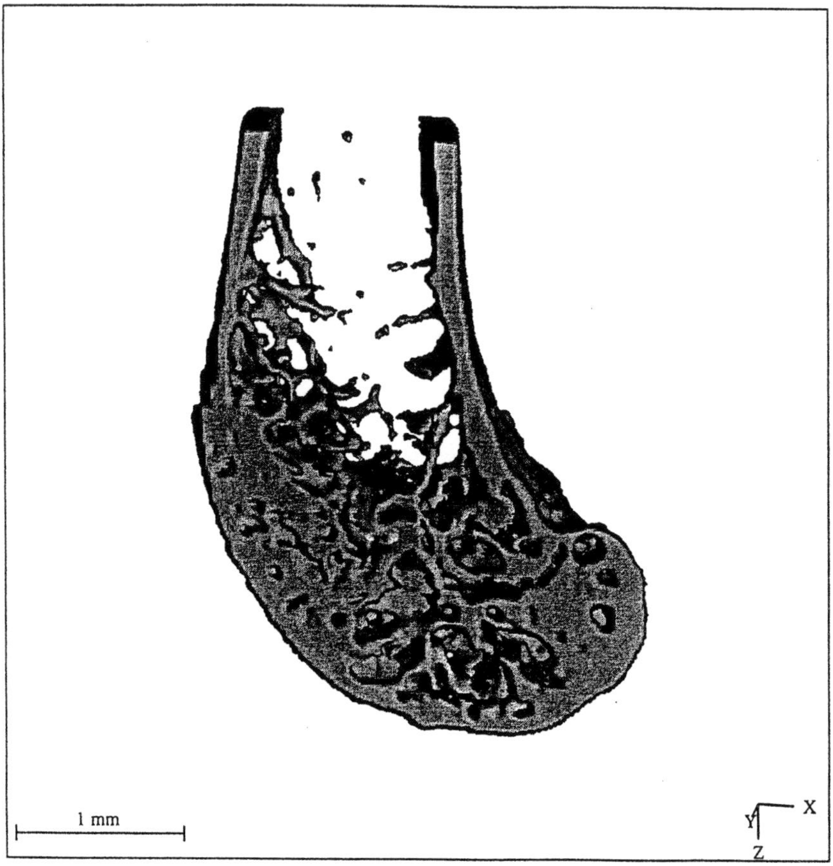

TV [mm³]	BV [mm³]	BS [mm²]	BS/BV [1/mm]	BV/TV [1]
1.7144	0.2299	12.0227	52.3014	0.1341
Tb.N [1/mm]	**Tb.Th [mm]**	**Tb.Sp [mm]**		
3.5064	0.0382	0.2470		

Abbildung 33: Dreidimensionale Rekonstruktion des +/+-Knochens Nummer: 8
S = Study, C = Kontrollgruppe, 15 = Alter der Tiere in Wochen, 8 = Tiernummer, L = links, TV = Gewebevolumen, BV = Knochenvolumen, BS = Knochenoberfläche, Tb.N. = Anzahl der Trabekel, Tb.Th = Trabekuläre Dicke, Tb.Sp. = Trabekuläre Verknüpfung.

MAST SC 15/9L
Nr.: 354
Date: 14–OCT–1997 17:35

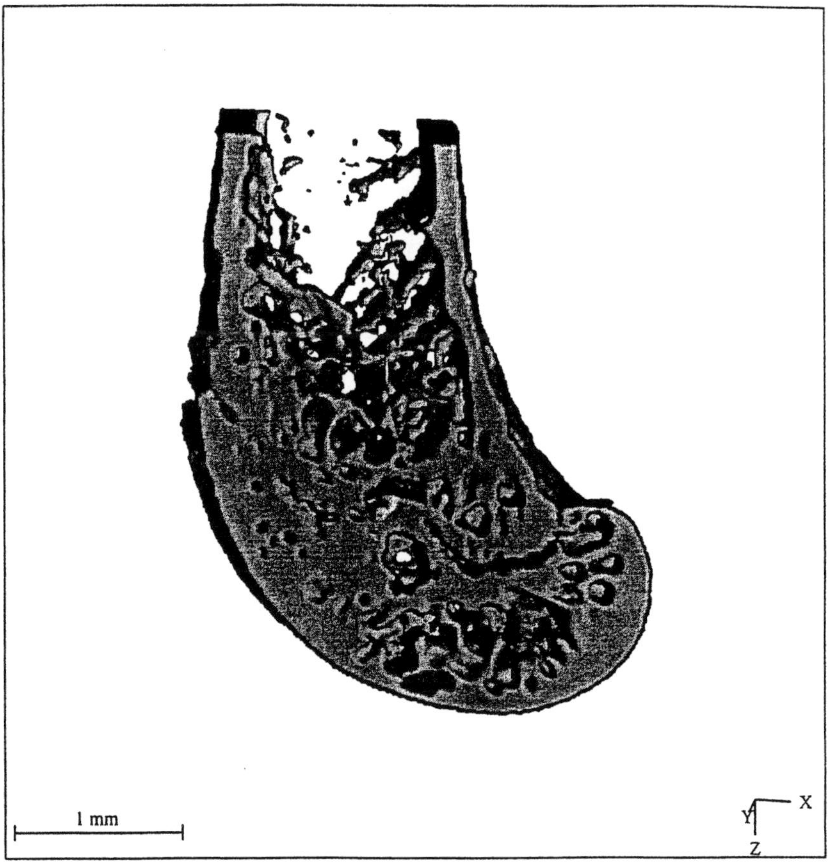

TV [mm³]	BV [mm³]	BS [mm²]	BS/BV [1/mm]	BV/TV [1]
1.9631	0.7384	22.8199	30.9043	0.3761
Tb.N [1/mm]	**Tb.Th [mm]**	**Tb.Sp [mm]**		
5.8122	0.0647	0.1073		

Abbildung 34: Dreidimensionale Rekonstruktion des +/+-Knochens Nummer: 9
S = Study, C = Kontrollgruppe, 15 = Alter der Tiere in Wochen, 9 = Tiernummer, L = links, TV = Gewebevolumen, BV = Knochenvolumen, BS = Knochenoberfläche, Tb.N. = Anzahl der Trabekel, Tb.Th = Trabekuläre Dicke, Tb.Sp. = Trabekuläre Verknüpfung.

8 Abbildungs- und Tabellenverzeichnis

Danksagung

Ein herzliches Dankeschön an alle, die mir bei der Durchführung dieser Arbeit und Erstellung des Manuskripts mit wertvollem Rat und Tat zur Seite gestanden haben. Für das Privileg ihrer Zusammenarbeit danke ich ganz besonders:

PD Dr. L. Hovy für die Betreuung meiner Dissertation an der Goethe-Universität in Frankfurt am Main.

Professor Wilson Hayes, Leiter des Orthopedic Biomechanics Laboratory der Harvard Medical School in Boston, für die Ausbildung in seinem Labor. Ohne die Nutzung der dortigen Gerätschaften wäre die Verwirklichung des experimentellen Teiles dieser Arbeit nicht möglich gewesen.

Professor Dr. Stephen Galli, Leiter des Department of Experimental Pathology des Beth Israel Hospitals der Harvard Medical, für die Bereitstellung der Versuchstiere für meine Experimente und seine wertvollen Ratschläge.

Dr. Andreas Kurth und **Dr. Marcus Maurer** für die Überlassung des Themas.

Dr. sc. techn. Ralph Müller für die Einarbeitung am μCT und die Diskussionen zum Thema.

Dem **Team des Orthopedic Biomechanics Labs in Boston** und **Mary Hannan** für die unermüdliche Hilfsbereitschaft im alltäglichen Laborchaos.

Fr. Mayer für ihre unersetzbare Hilfe bei der Literatursuche zur Erstellung des Manuskripts.

Professor Dr. Reinhard Putz und **PD Dr. Felix Eckstein** für ihre Hilfe bei der Korrektur des Manuskripts.

Ulrich Maier für seine große Hilfe bei der endgültigen Formatierung des Manuskripts.

Meinen Eltern **Sadi Cindik** und **Nebahat Cindik** für ihren Glauben an mich und für die umfassende Unterstützung meines Auslandsaufenthalts.

Dem **Boehringer Ingelheim Fonds**, Stiftung für medizinische Grundlagenforschung, für die finanzielle Unterstützung meines Forschungsaufenthalts in Boston zur Durchführung des praktischen Teiles meiner Dissertation.

Weiterhin gilt mein Dank der amerikanischen Organisation **SigmaXI** für die Gewährung ihres **Grant-in-Aid-of-Research.**